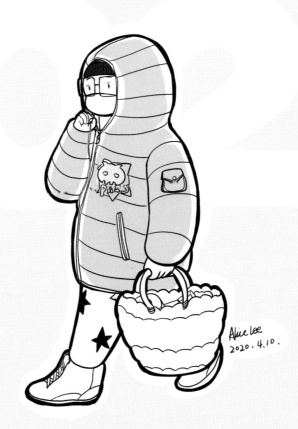

2020

武 汉 日 记

方舱"手绘小姐姐"的抗疫画集

黎婧 绘著

月份	星期一	星期二	星期三
1			01
	06	07	08
	13	14	15
	20	21 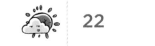封城倒计时 **2** 天	22 封城倒计时 **1** 天
	27	28 爸爸突然发烧	29

星期四	星期五	星期六	星期日
02	03	04	05
09	10	11	12
16	17	18	19
23 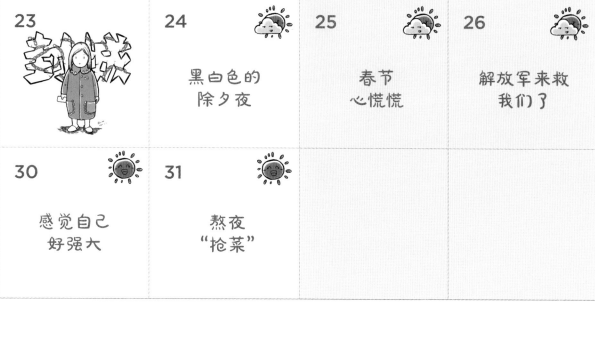	24 ☁️ 黑白色的 除夕夜	25 ☁️ 春节 心慌慌	26 ☁️ 解放军来救 我们了
30 ☀️ 感觉自己 好强大	31 ☀️ 熬夜 "抢菜"		

月份	星期一	星期二	星期三
2			
	03 ☀ 下午体温 37.4℃	04 ☀ 体温 37.5℃	05
	10	11	12 🌧 入舱第一天
	17 ☀ 阳光冲破 阴霾	18 第一个手绘 "大白"	19 ☀ 几万个赞啊！
	24 ☀ 入舱 第二次核酸检测	25 🌧 出舱 既开心又难过	26 ⛅ 集中隔离点

星期四	星期五	星期六	星期日
		01 ☀️ 体温 37.5℃	02 ☀️ 体温 36.8℃
06 ☀️ 把自己关起来	07 ⛅➡️☁️ 去医院第一次 核酸检测	08 ⛅ 我要"烧"死 病毒	09 ☁️ 核酸检测 结果为阳性
13 🌧️ 心情抑郁中	14 🌧️ "迷你熊爸爸"	15	16
20 🌧️ 他心怎么这么细!	21	22 火口方舱·Day10 ♥ ·待机CT检测中· 第一次做CT	23
27	28 🌧️ 中药不能停!	29 ☀️ 八段锦走起!	

月份	星期一	星期二	星期三
3	30	31	
	02 央视网络直播现场 手绘"小石榴"	03	04 收到一份意外的礼物
	09 隔离点 第二次核酸检测	10 "习大大"来啦！	11
	16	17 各地援鄂医疗队 开始返程	18
	23 加油，老铁！	24	25 你们一定要再回 武汉来！

星期四	星期五	星期六	星期日
			01
05 ☀️ 日出象征希望	06	07 ⛅ 隔离点 第一次核酸检测	08 ☀️ "女神们, 辛苦啦!"
12 ☀️ 回家	13	14 四川援意医疗队出发	15
19 ☀️ 献给社区工作者	20	21 ⛅➡️🌧️ 他们还带来了 红绸子	22
26 🌧️ 硬核的"江苏队"	27	28 ⛅➡️🌧️ 生命真美好!	29

序

庚子之春，一场疫情突如其来，有如飓风肆虐中国大地，武汉成为受伤最重的"风暴之眼"。2020 年 1 月 23 日武汉封城，本该阖家团圆、喜迎新年的春节，顿时失去了人们熟悉的熙来攘往、欢声笑语。封城隔阻不了党中央和全国人民对武汉的关心和支持，除夕之夜，解放军派出 3 支医疗队逆行而上，奔赴武汉紧急救援。紧随其后，全国各地派往湖北驰援的医疗队纷纷赶到。

我作为安徽省第三批支援武汉医疗队队员，于 2 月 9 日晚抵达武汉高铁站：此时的武汉，犹如按下了"暂停键"，高铁站台空空荡荡，只有我们 300 名医疗队员在等待前往驻地的班车。事后统计得知，2 月 9 日当天到达武汉的医疗队员总共达 7000 人以上。经过 3 天短暂而严格的培训，2 月 12 日 16 时我们医疗队正式接管了武汉体育中心方舱医院 1 号舱。第一次进舱工作，医疗队员们的心情忐忑不安，方舱内患者的情绪也异常紧张，甚至有些患者眼神中流露出对未知的茫然。我们深感，对于患者，应给予的不仅是药物上的治疗，更需要心理上的安抚和疏导，帮助他们增强对病毒的认知，克服对疫情的恐惧。

在朝夕相处中，我很快发现 E01 床位的一名女患者有点特别，她经常神情专注地坐在自己的病床边在笔记本上画着什么，并不时地和身边的医护人员做着轻松的交流。有一天，我满怀好奇地凑过去看个究竟，只见浮现在画纸上那熟悉的医护人员漫画既"真"且"萌"，内心涌上一股感动。她微笑着看向我，拿出一幅已经画好的漫画，漫画里有一个披着头发、双手比"V"的女孩，头顶还有一个卡通版的大太阳。她告诉我，这个女孩就是黎婧自己。她告诉我，画画让她原本郁结许久的心情舒畅了很多。

人生中的重要时刻，真的需要以一种生动的方式定格并呈现。黎婧开始每天描画我们医护人员——也就是她口中的"大白"，她说："每天我都把漫画版'方舱日记'发到网上，大家都觉得'方舱大白'很可爱，疫情也就没那么可怕了。"黎婧就是这样一名积极开朗、热爱生活、内心坚定的 80 后。她用自己的心灵和眼睛作画，用自己对生活的热爱点燃希望，抚平患者们心中的不安和痛楚，帮他们树立起战胜病魔的信心；给予身体力行的医护人员们莫大的鼓励和支持，让我们充满了力争全胜的勇气。

如今，黎婧手绘画集出版了，这是对武汉人民和援鄂医务工作者之间特殊战斗情谊的记录和见证。一个多月里，我们与武汉人民一起守望相助，正是有着无数像黎婧这样勇敢的武汉人民，聚成一束光，照亮了这座英雄的城市。这里的每一个人用勇敢与坚定、付出与牺牲、无私与大爱，赢回了一座城市的新生。

"武汉加油""武汉必胜""中国必胜"……3 月 25 日夜晚，我坐在去协和西院值最后一个夜班的车上，透过车窗，看着沿途景观灯组成的一条条标语，泪水盈满了双眼……

2020 年 4 月 8 日零时，在江汉关大楼激越的钟声中，武汉正式按下了城市的"重启键"。

从立春到清明，从长夜到破晓，76 个日夜的奋斗，76 个日夜的坚守，76 个日夜的期盼。

这是一场前所未有的鏖战，历史会记住这座英雄的城市，历史会记住这里英勇的人民，历史更会记住在以习近平同志为核心的党中央坚强领导下全体中华儿女同舟共济、披荆斩棘、与疫情奋战到底的壮举。

冬天终将过去，春光如约而来。愿经历过这场苦痛的每一个生命，都如夏花般绚烂。

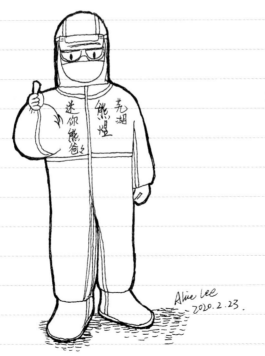

熊煜

安徽省第三批支援武汉医疗队队员

2020 年 4 月 16 日晚写于安徽芜湖

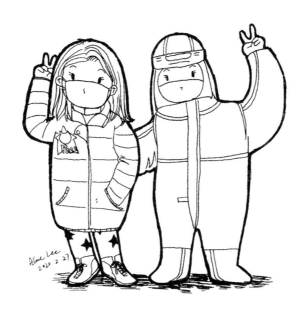

感觉自己一不小心
做了件了不起的事

他们像大白，给人温暖和力量

2月17日，到方舱的第五天。阳光结束了多天的阴雨，冲破阴霾，直射到心里，暖暖的。我排着队打水，洗了头，闻着头发香香的味道，晒着暖暖的阳光。就在那一瞬间，我感觉自己又活了过来，内心创作的冲动重新开始跳跃。"好想画画呀！"于是搜遍外卖店，终于买到一支中性笔和一个记事本。我在本子上画了第一幅漫画，是我的"自画像"——披着头发、双手比"V"，头顶还有一个卡通版的大太阳，从此开始了一次特殊的记录与见证。

我的第一个手绘"大白"，是一个来自安徽的护士，她叫胡慧文。她只有80多斤，可是穿上厚重的防护服，看起来有200斤。慧文特别活泼，为了赶走我们沉闷的心情，总会想办法活跃气氛——带着我们跳舞，跟我们聊天，她穿着防护服胖胖萌萌的舞姿，让我一瞬间忘掉了自己是个病人。看着这些穿着防护服的医护人员，每天忙来忙去给我们量体温、测血氧，给我们送饭、送药，点点滴滴照顾得无微不至，甚至做起了每个人的心理健康师，给每个情绪压抑的病友带来了欢乐，我觉得他们好像《超能陆战队》里的"大白"，温暖又有力量。

我画的每幅"方舱大白"都会给主人公写上名字，我加了他们的微信，虽然我不知道防护服后面的他们长什么样，我希望以后能见到他们脱下防护面罩的样子，跟他们一起去吃热干面、赏樱花。

他们传递的温暖，我要记录下来传给更多人

我自己真没想到，原本只是用来缓解情绪的方舱手绘画会引起网友热烈的共鸣，"好感人的画面""大家都很可爱，画也很可爱，你们都要加油""挺严肃一件事，被你这么一整，感觉生病也没什么可怕了"……这些鼓励我的留言也像药一样能治病。

其实，2月12日晚刚住进方舱医院的时候，心情是忐忑不安的。我从2月初开始持续发烧，7日那天去医院核酸检测的结果显示新冠病毒阳性。虽然之前在家很注意，但因为父母年纪大了，孩子又小，我还是害怕他们被我传染了。刚住进方舱医院那会儿，既要适应那里的环境，又特别担心父母在家的情况，最初几天情绪都很低落。

但在方舱医院医护人员细致入微的照顾下，我的心渐渐稳了，正是因为得到了大家的关爱，才能够画出来这么多可爱的"大白"。

感觉自己一不小心做了件了不起的事，我想大家特别喜欢我笔下的"大白"，是因为他们不只传递出一种萌萌的、暖暖的、可爱的医护形象，而且从这些画里，可以感受到一份安全感、一种生命力。能用这种方式把我们在方舱医院的情况告诉大家，感觉很特别。网友们看到我的画，减少了对疫情的恐惧，增强了对医护们的信任。他们感受到了欢乐和温暖，又把这些正能量回传给我，使我越来越坚强！

在隔离病房里，我多了一份自信和勇气，下决心画下去，让更多的人看到这些英雄，让更多的人振作起来！

黎婧

2020年3月3日

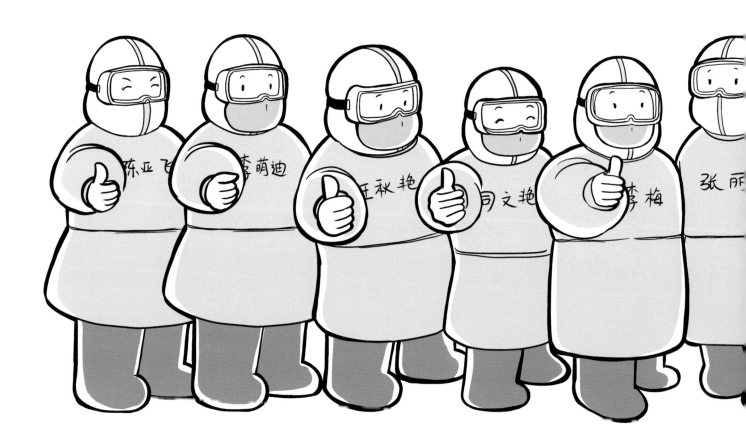

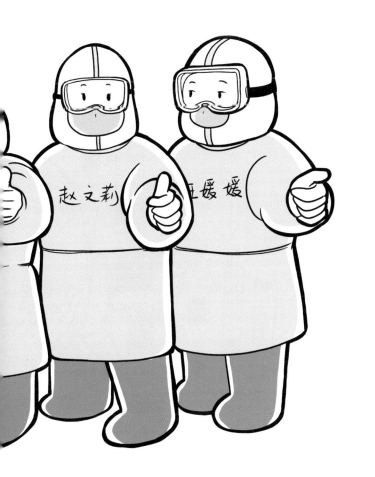

目录
CONTENTS

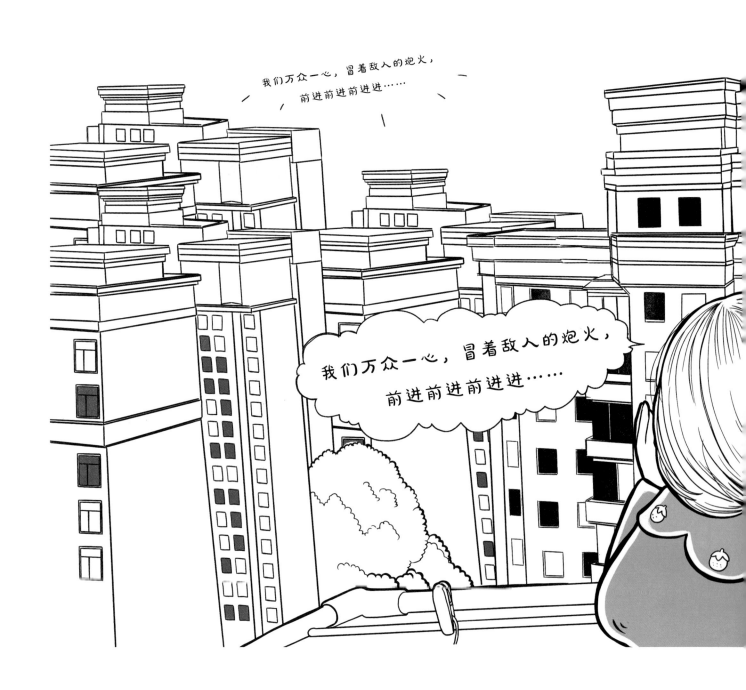

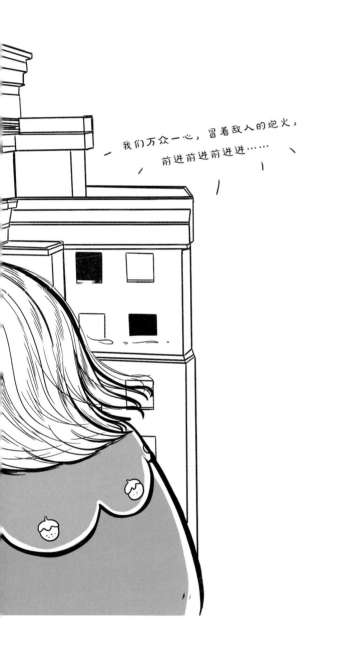

我们万众一心，冒着敌人的炮火，
前进前进前进进……

01

封城

您的结果出来了，是阳性！

2020 年的春节，因为这场疫情变得特别。封
城之时，正是大年三十前夕。原本热热闹闹
准备过年团聚的武汉人，为了控制疫情的扩
散，大部分都选择了坚守。封城的压抑与对
病毒的恐慌，反而让武汉人更加团结。

封城倒计时

2

天

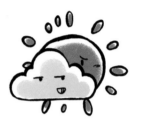

今天是春节前的最后一天上班，明天就开始放假啦！

晚上 7 点多，我从菱角湖站上地铁，人不是很多，也许大多数人都已经提前放假回家了，一路都有座位坐。

想想春节可以放松几天，就无比开心！

放假一定要好好玩，好好吃！嗯，先要去吃谭鸭血，一想到火锅就要流口水。不过，最近到处传这个肺炎病毒的事，总是有些提心吊胆！唉，不过都说已经被压制住，不会人传人了，希望不要影响我们吃吃喝喝过大年啊！

一会儿回家先试试新买的羽绒服，过年就是要漂漂亮亮的嘛！

作者注：
当日全国确诊 440 例，死亡 9 例。武汉人还处在期待过年的喜悦中，路上大部分人都没有戴口罩。

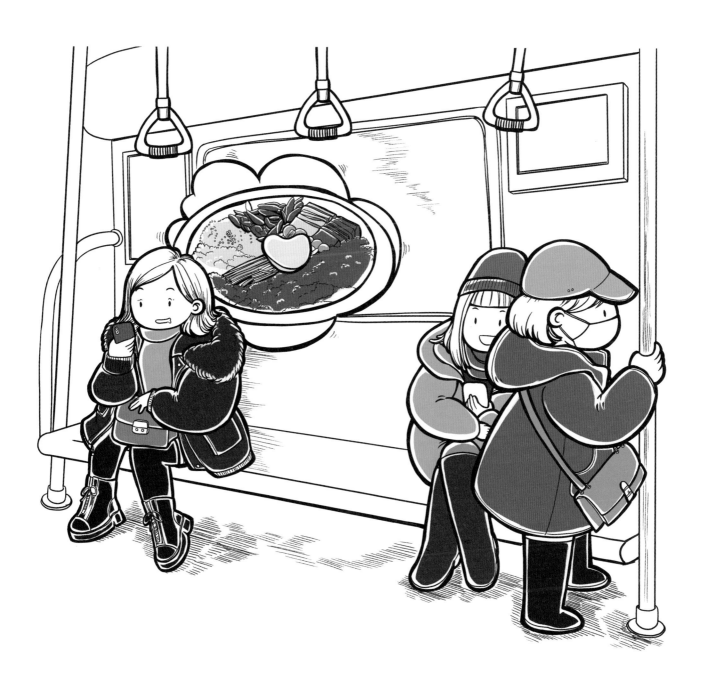

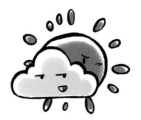

今年特别流行白色羽绒服，我跟我的小宝贝饱饱买了亲子款！

没错，后天的团年饭要一起美美地去我爸妈家吃。

好难得的长假，要好好陪我的饱饱，跟她说好了要去 1818 中心玩，要买 DIY 小别墅、看猫猫、吃日料，吃好多好多刺身，还要吃火锅、烧烤，对了，还要看动画电影《姜子牙》！

当然，还要盯着她写作业，哈哈哈！

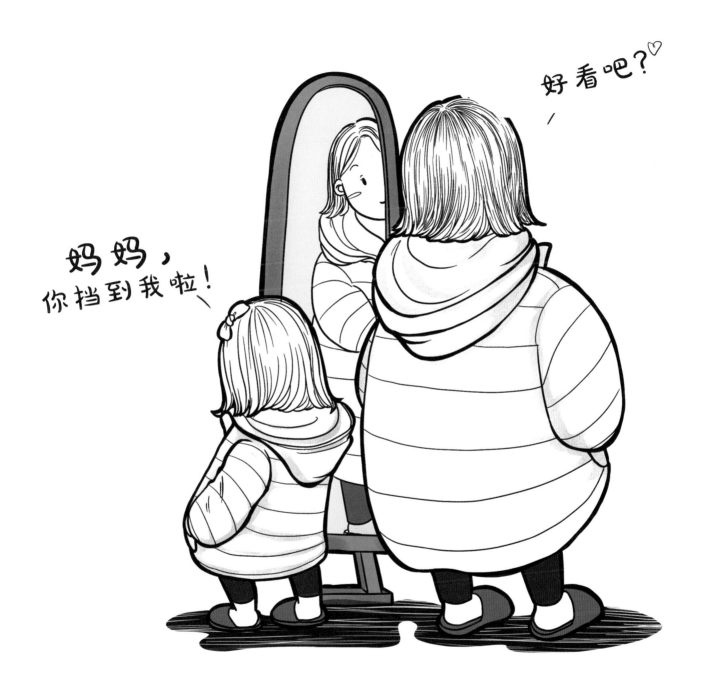

封城倒计时

1

天

2020

01-22

上午 / 阴

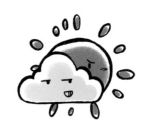

早上起来，我收到好多有关新冠肺炎的消息，事情好像有点严重了。微信群里一个好姐妹的爸爸貌似被感染了，已经去了中南医院，现在正等着检查，由于医院就诊人员太多，短时间内还排不上号。"这是个什么情况啊？"我不禁自问道，难道事情真的发展严重了？

刚刚闺蜜也说她办公室里有同事因为拍片肺部有阴影，已经被隔离了。

之前还有消息说不会人传人啊，怎么现在都在说会人传人，全国其他地区也发现了确诊病例……

有点怕，还是不要出门了，要不然跟我妈妈说把明天的团年饭取消掉吧……

作者注：

当日全国确诊 571 例，死亡 17例。突然接收到很多信息，感觉有点慌，口罩储存好像也不太够。

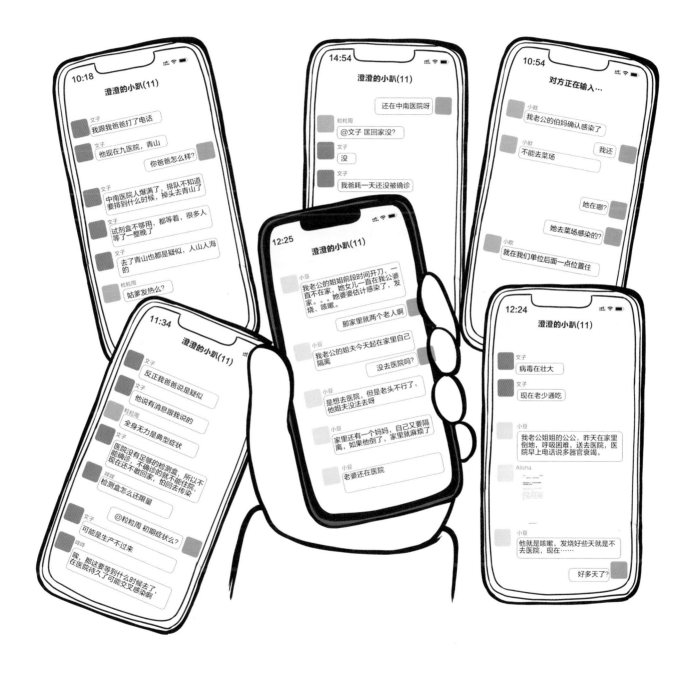

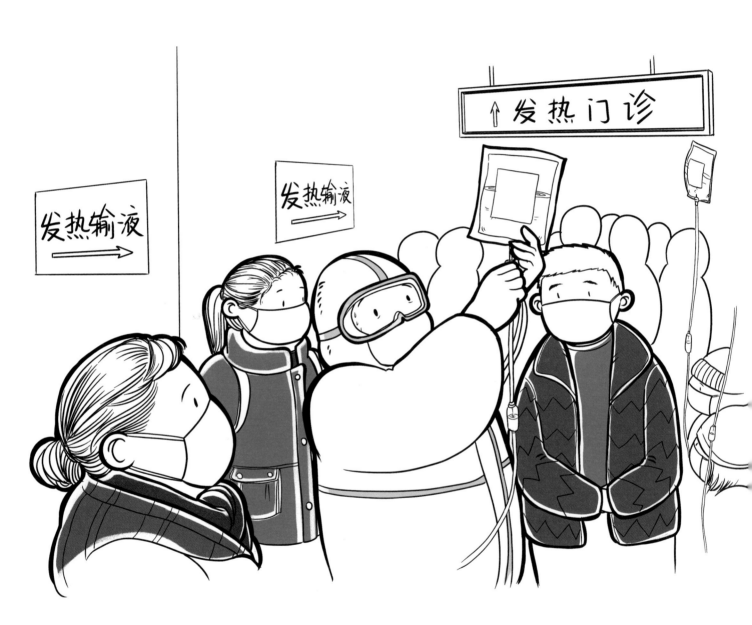

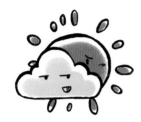

怎么办啊？好姐妹的爸爸在中南医院从上午 9 点等到晚上 8 点还没确诊，说医院里人山人海，排队输液的人等了好几个小时都没等到，感觉医生快忙晕了。

好不容易说服了家里人取消了明天的团年饭，还是乖乖地在家里待着吧，别出门了，哪里都不要去了。

好在，据说小孩子不是易感人群。

可是，我上班的地方离华南海鲜市场那么近，我会不会被感染了呢？感觉有点方……先观察 14 天吧。

一定要注意，吃饭用公筷……

这几天不能抱饱饱了，忍忍，更不能亲她。

封城日

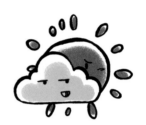

今天早上不知道为什么突然 7 点多就醒了，像是有某种不好的预感。

躺在床上翻看手机，刷到了令我震惊的信息——

为全力做好新型冠状病毒感染的肺炎疫情防控工作，有效切断病毒传播途径，坚决遏制疫情蔓延势头，确保人民群众生命安全和身体健康，现将有关事项通告如下：

自 2020 年 1 月 23 日 10 时起，全市城市公交、地铁、轮渡、长途客运暂停运营；无特殊原因，市民不要离开武汉，机场、火车站离汉通道暂时关闭。恢复时间另行通告。

恳请广大市民、旅客理解支持！

武汉市新型冠状病毒感染的肺炎疫情防控指挥部

2020 年 1 月 23 日

这时，一个家在外地的同事给我发来消息："我回不去了……"

什么？！武汉封城了？！

作者注：
当日全国确诊 830 例，死亡 25 例。大多数人都还不知道事情的严重性，直到封城消息的传来，犹如晴天霹雳……

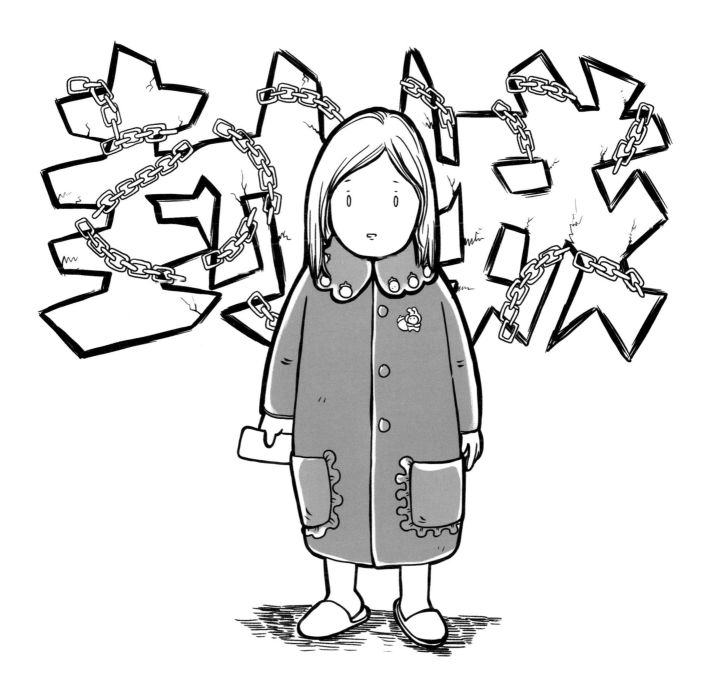

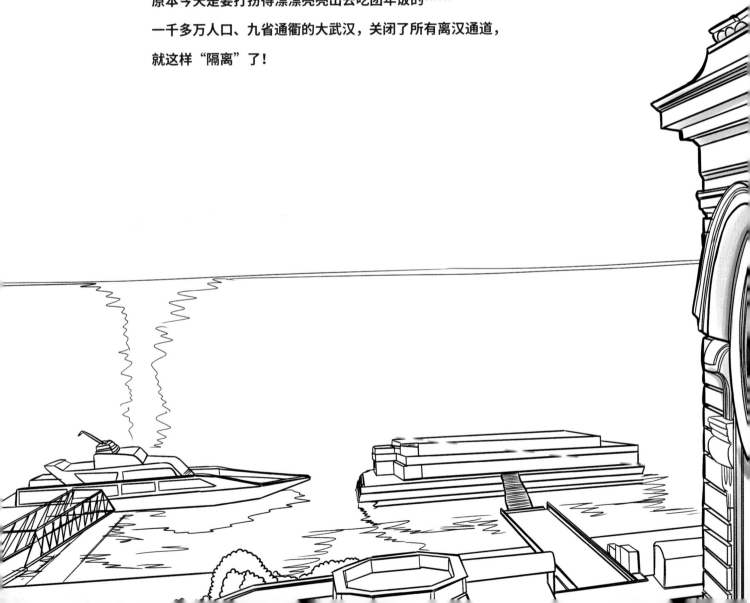

我永远不会忘记这一天！就在除夕前，我们甚至还没来得
及弄清楚发生了什么……
原本今天是要打扮得漂漂亮亮出去吃团年饭的……
一千多万人口、九省通衢的大武汉，关闭了所有离汉通道，
就这样"隔离"了！

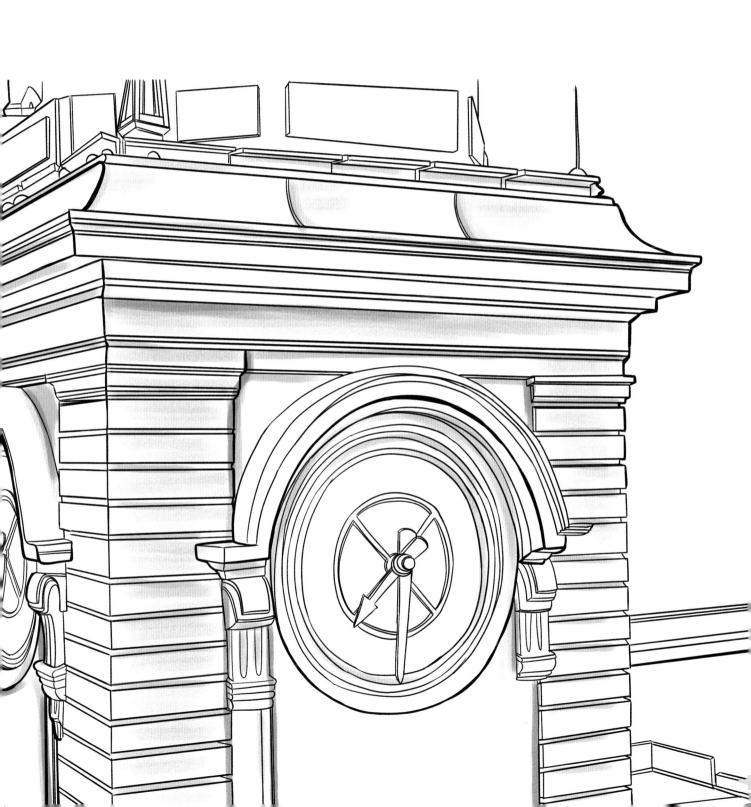

有一群人想方设法地夺路狂奔……

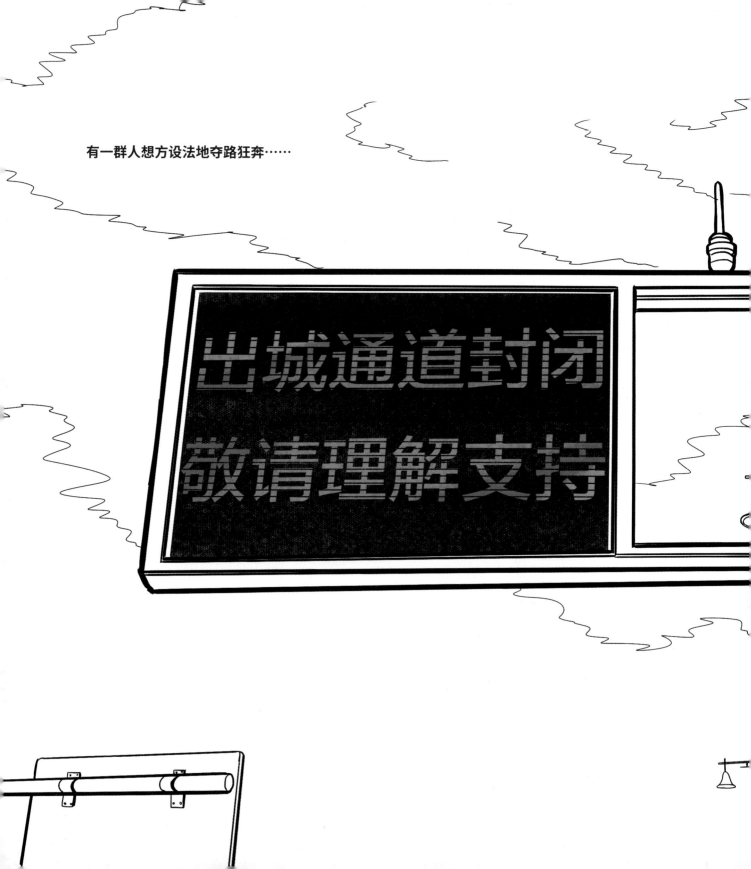

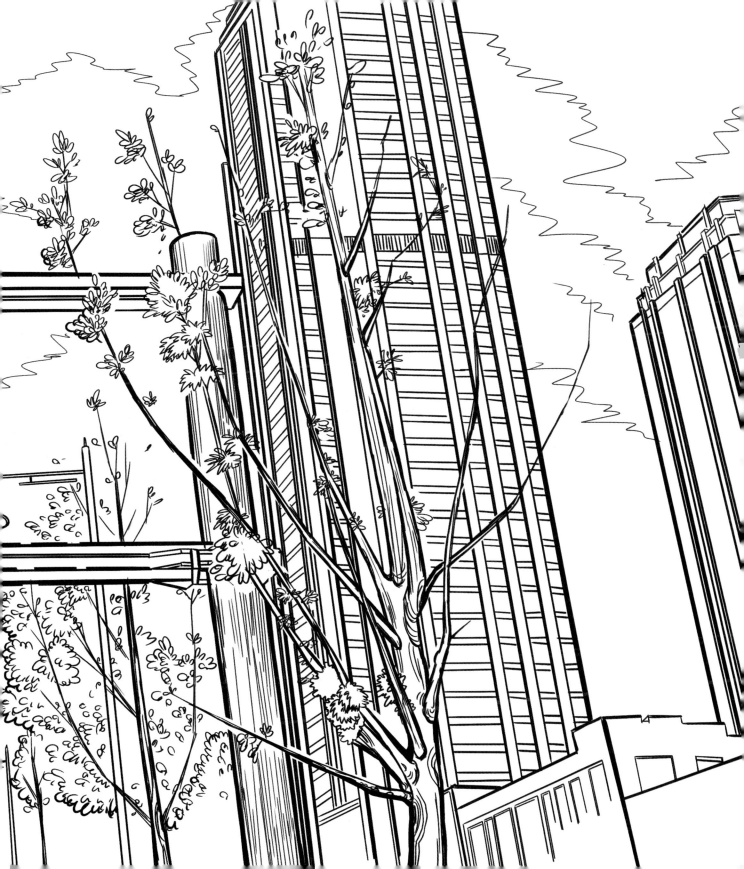

而留下来的人，将与这座城市共生死……

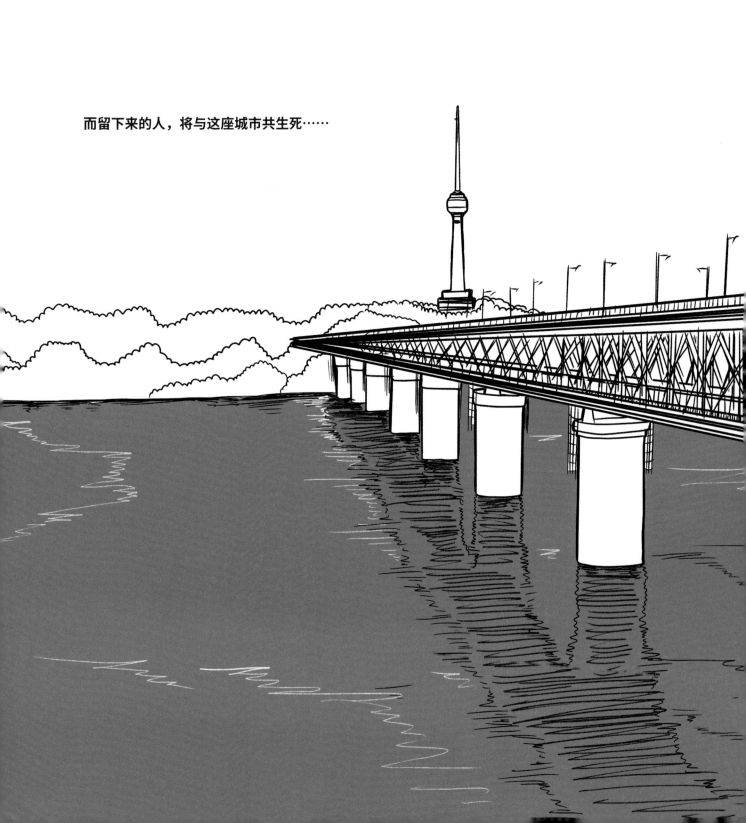

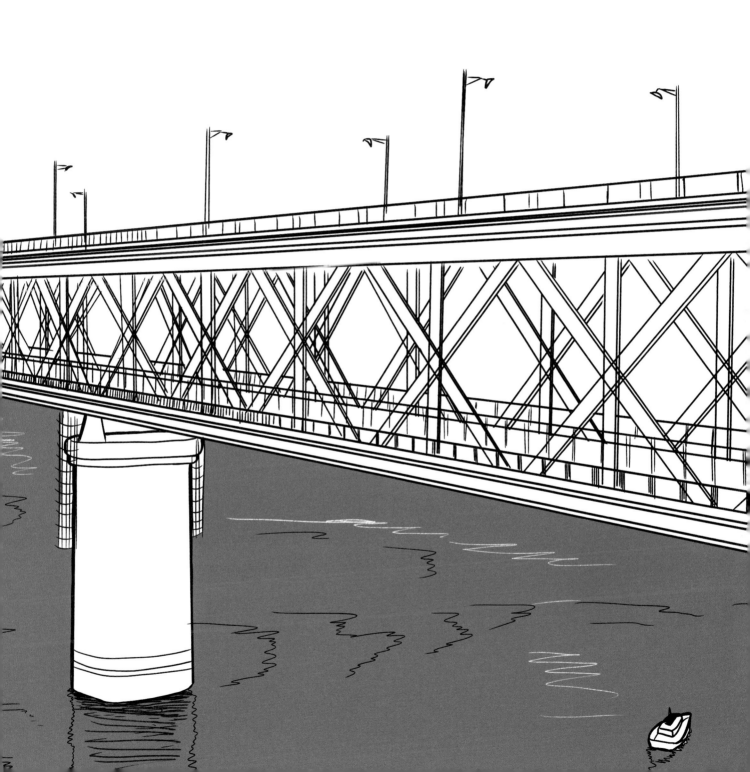

刚刚，我的微信群又炸了锅……

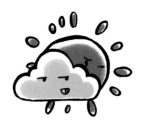

婷婷："你家里囤的物资够吗？有的超市都空了，我看了下盒马鲜生超市好像还送。"

我："盒马外送名额满了，明天才能送了，我转战了京东，也是明天送。"

文子："我的口罩还没到……顺丰竟然送了四天。"

alisha："我们一直准备出去过年的，啥都没有备！要哭了！都说十天后是暴发期，病毒来的太突然了，之前武汉没有充分准备啊。看来大家都有被感染的危险，但愿我们都平平安安的吧！"

初："早上还可以测体温出城的，现在都不行了，所有的高速口许进不许出。"

咩："外卖会不会也越来越少啊？"

……

我突然心里好慌，从汉口上班回来，离华南海鲜市场那么近，最近聚餐又那么多，我会不会有事呢？

按照潜伏期是 7—14 天来算，从 21 日开始，到 1 月 28 日是第一个 7 天，到 2 月 4 日是 14 天，我会不会中招了？那到 1 月 31 日就有 10 天了，如果 10 天没事的话，我应该就没事了吧？

我是不是从今天开始就应该与他人保持一定距离呢？

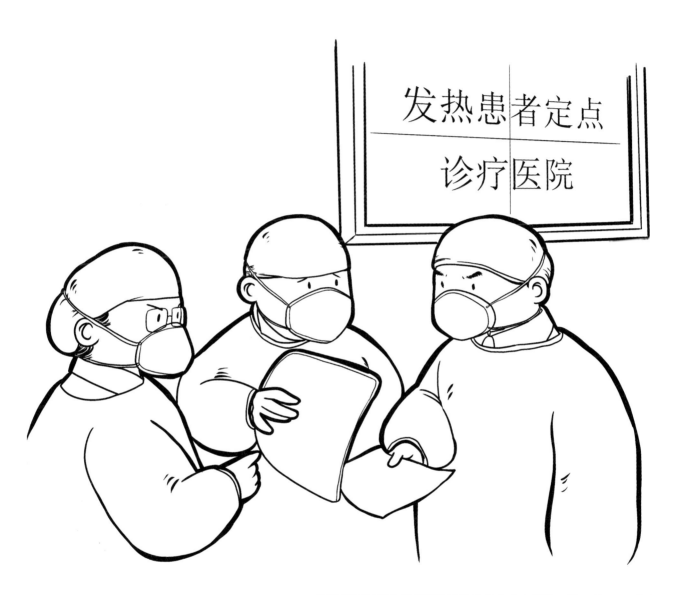

距离华南海鲜市场最近的武汉市红十字会医院，是 1 月 22 日公布的第一批发热定点诊疗医院之一，全院 800 多名医护人员有 57 人确诊，每日患者潮水般涌入，医院几近崩溃

2020

01-24

阴

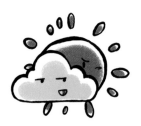

今天是大年三十。

一个五味杂陈、难以言表的除夕。

往年，饭桌上一定有一条香喷喷的红烧鱼，因为这样预示着"年年有余"。今年也有，家人却没有一点心情做，为了凑数，就摆了条生的。

电视上，春晚上演着诗朗诵、歌曲、小品、舞蹈……只觉得一切是那么的恍恍惚惚，心头掠过一丝丝的凄凉。

医院外，人们至少还能吃上年夜饭。听说在医院内，则满是忧心忡忡的患者，以及辗转在拥挤的病患之间，不堪重负、只能委屈自己的医护人员。

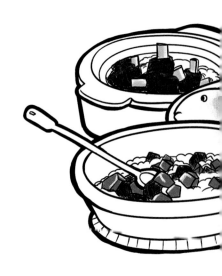

前两天，在网上看到一个视频，有一位医护人员顶不住巨大的压力在医务室里大哭起来，我想，在重压之下，崩溃的哭声也许是她唯一的发泄口吧……

武汉人 2020 年的除夕夜，是黑白的……

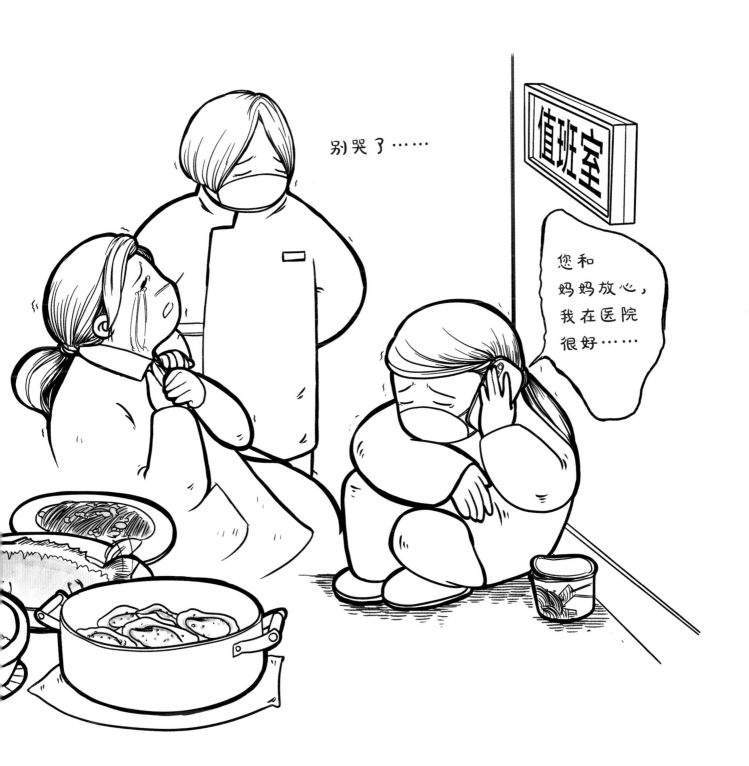

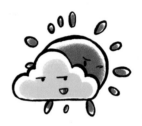

今天是大年初一，也是武汉封城的第三天。

感觉整个人都快抑郁了，不想看电视，也不想看新闻，到处充斥的各种医院爆满，各种感染无法收治的信息，越看心里越慌。

昨天晚上和饱饱一起睡觉的时候，因为不敢对着她呼吸，就一直右侧躺着背对她，睡得半边身子都是酸痛的。

我有段时间没有运动了，今天继续开始跳操吧，都说暂时没有特效药，现在只能靠自身的免疫力。我要拉着饱饱一起运动，把身体锻炼好。

刚刚饱饱想过来抱我，我马上躲开，告诉她说："先别抱妈妈，妈妈也不知道被感染了病毒没有，等过了 14 天，如果妈妈没事了，你再抱抱妈妈，再亲亲妈妈。"

我盼望着，只要熬过两周，自己身体没事，就可以放心了。

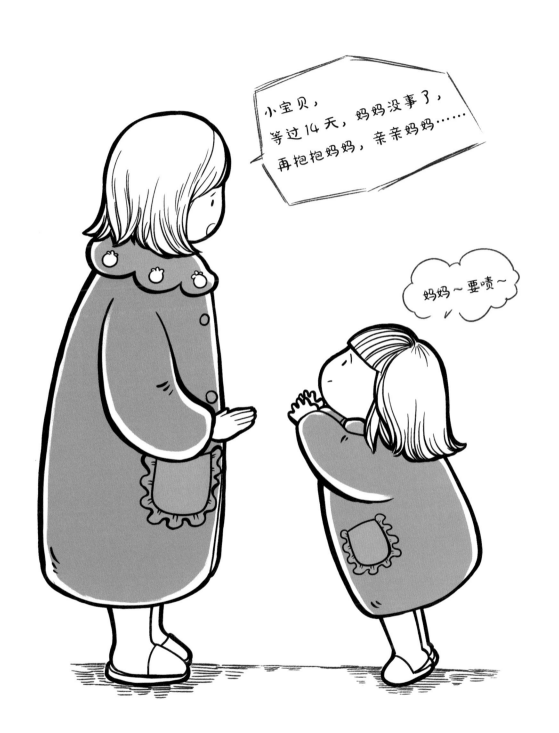

2020
01-26
阴

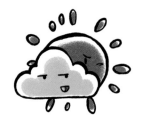

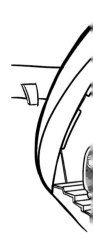

今天是大年初二，这个年过得真不是滋味。心情开始跌宕起伏，像坐过山车一样。

刚刚看到新闻里说中央派解放军医疗队来接管金银潭医院的消息，那些英姿飒爽的军医，就像超人一样来拯救我们，觉得特别振奋。可是过一会儿又看到了一个因感染新冠肺炎，医院没有床位收治，但又不敢回家的青年男人，因为想不开，从长江大桥的引桥处跳下去了；他没有选择在桥中间跳，而是选择了引桥处，难道他真的彻底绝望了吗？

封城第四天，心底悲壮的感觉好强烈。虽然不喜欢壮士断腕的说法，但是我明白封城是对的。如果说我们都不出门，就能阻止病毒无止境的扩散，那我们就不出门，武汉人很齐心，武汉人有担当。

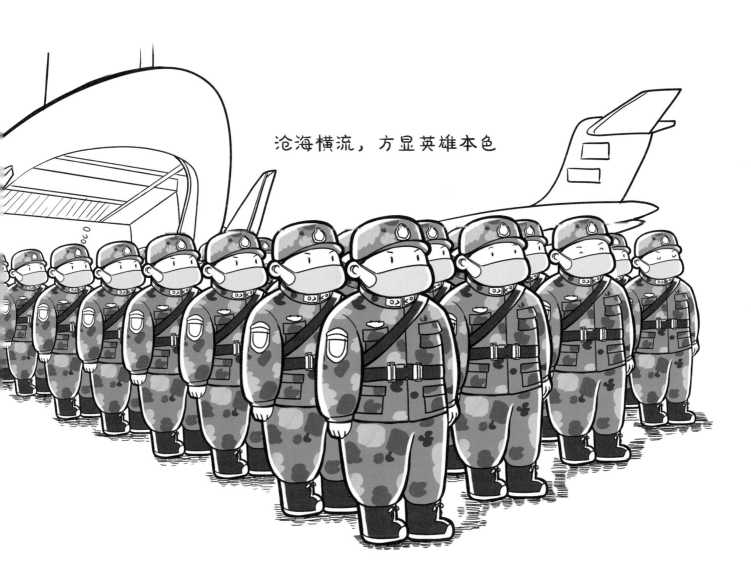

沧海横流，方显英雄本色

封城，抵挡不住解放军医疗队第一时间驰援武汉的步伐，他们把人民利益高高举过头顶。4000 多名队员，70 多个日日夜夜，治愈新冠肺炎患者近 7000 人

2020
01-27
晴

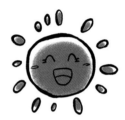

大年初三，封城第五天。

我今天状态挺好的，精神好，胃口也好，离我放假回家也有一周了，第一周的"潜伏期"已经顺利度过，我越来越相信自己是没事的。

天气开始放晴，心情好像也好了许多。

在电视上看了一会儿抢建火神山医院的直播，还些许觉得这个名字有点搞笑，但是对于 10 天要建设起一座医院……我觉得好神奇啊！如果建好了，是不是就可以缓解武汉现在无法收治的困境了呢？

被"禁足"几天的武汉人，在各个社区的微信群里发起倡议：今晚 8 点，一起到自家阳台上，高唱国歌。

晚上 8 点还不到，我就站在阳台上，真的听到了远处此起彼伏的国歌声，于是心里又涌起那种悲壮的情绪。

为了其他地区都能平平安安，我们就在家里守着，哪里也不去！

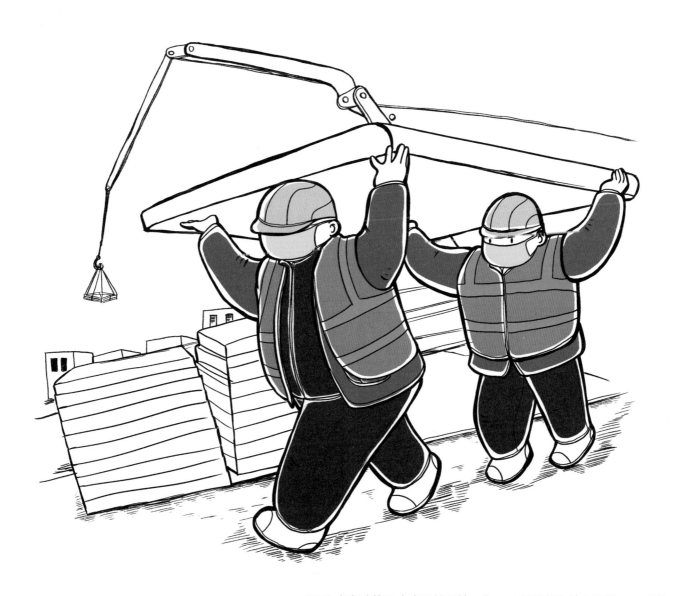

7500 多名建筑工人夜以继日地工作，10 天建起火神山医院，13 天建起雷神山医院，而一个全功能型医院通常需要两年时间才能建成，像这样的超常规，真正地让世界见证了"中国速度"

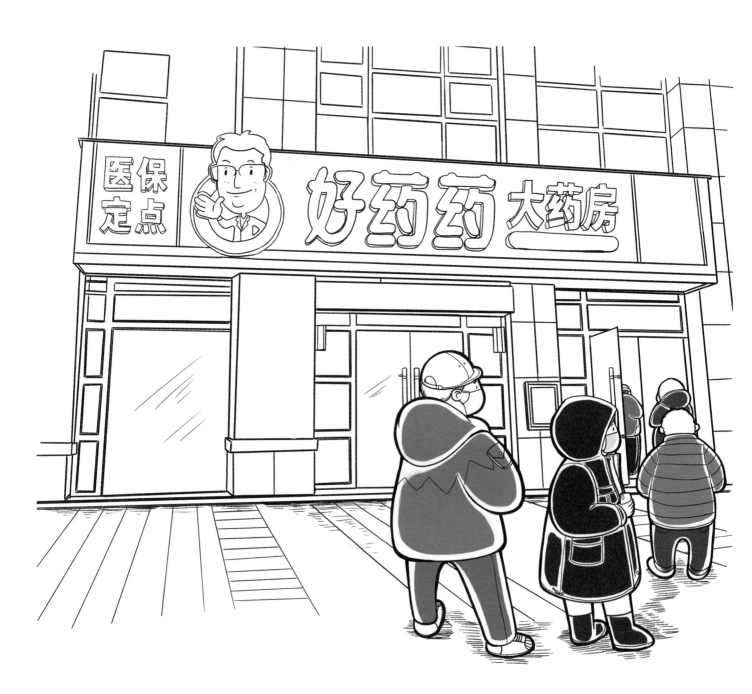

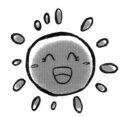

爸爸发烧了，体温 37.5℃！

我感觉天旋地转的，他不会是被感染了吧？我心里很慌，但是还要故作镇定。平时，一直是爸爸在照顾我和妈妈。"爸爸，你就在房间里面暂时隔离观察一下吧，我出去买药。你就不要出房间了，我点了外卖买了菜，一会儿送来了我去拿，今天我来做饭。"

我戴上口罩、手套和帽子后出门了。看着平时车水马龙的街道，现在却寂静得有回音，心里觉得好凄凉……以前总嫌路上车多……而此时，我好渴望这条路上再堵一次车。

找了半天，终于发现一家还在营业的药店，门口排着长长的队，大门只开了一半，每个人都相隔一米左右。排到我的时候，我正对药店的店员一一报着需要的药名，突然有一个爹爹和一个婆婆冲进来，对着店员嚷嚷，着急买药。关键是他们中一个人没戴口罩，另一个人戴的是冬天保暖用的棉口罩，鼻子还露在外面。他们离我很近，不足半米远。我被吓到了！有种不祥的感觉掠过我的心头。

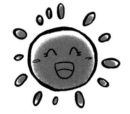

爸爸昨天吃了感冒药，体温降下来了，但是还不稳定，上午都是正常的，到了下午体温又接近 37.4℃，还是有点偏高。

在网上咨询了医生，医生说如果有鼻塞的情况，考虑是流感而不是新冠肺炎。

果然爸爸说他鼻子塞住了，开始流鼻涕，那我应该可以放心一点了。

老天保佑，一定要没事啊，爸爸身体不好，有高血压，又有胆结石，平时总是这里痛那里痛的，万一被感染，会有很多不可想象的危险……

现在医院的情况，估计想进都进不去。而最可怕的就是本来没有问题，去了医院还很有可能会在排队中交叉感染。

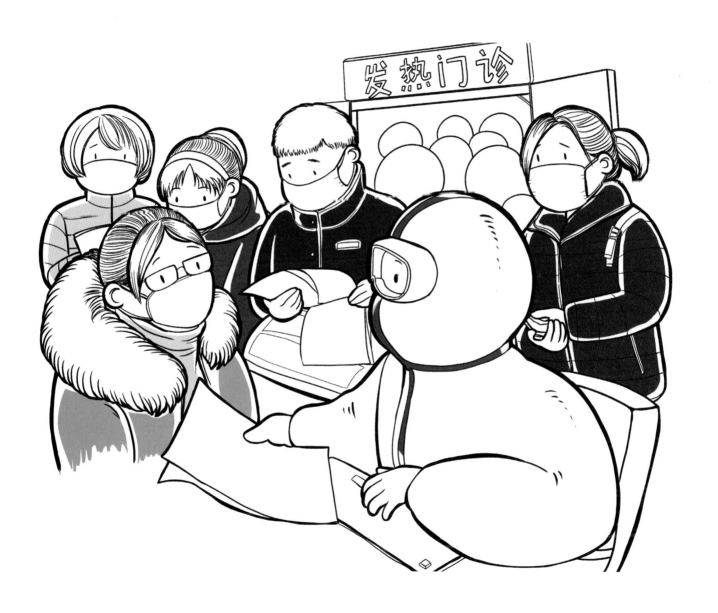

2020
01-30
晴

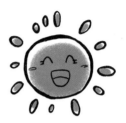

终于安心了，今天爸爸的体温完全稳定了，流鼻涕加头痛，明显是感冒症状。谢天谢地，真的是太庆幸了。

爸爸说："你做了好几天的饭了，又是下楼拿外卖，又是去买药，蛮累的，今天我来做饭吧。"我赶紧打消他的念头，对他说："你要好好休息，不要紧的，我不累。"

短短三天，我突然觉得自己好像变强大了，可以帮家里做很多事，可以照顾爸爸妈妈，照顾饱饱了。

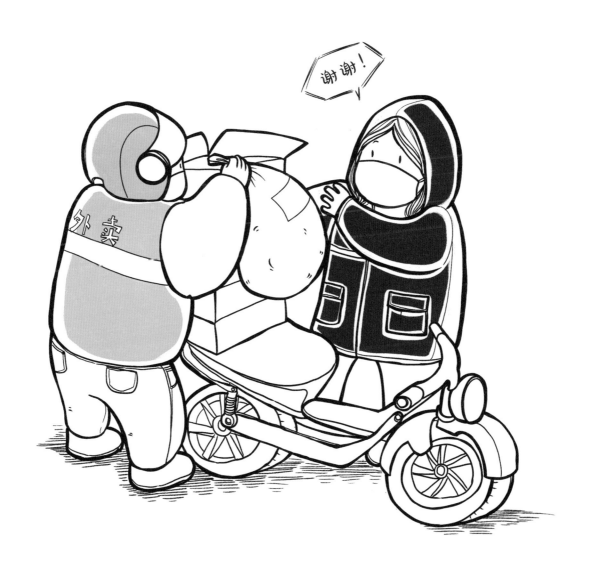

封城的那段时间，大街上唯有那一抹蓝色、一抹黄色身影的快递小哥维系着我们的正常生活，他们一直坚持在这座空城中，为我们的生活负重前行

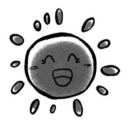

最近很难买到菜了，盒马鲜生超市每次晚上 11 点在 APP 上抢单，不到一分钟派送员就排满了，我熬了好几个晚上都没下成订单，今天晚上一定要抢到鸡肉，煨鸡汤给家里人补充营养，还要抢到饱饱想吃的蛋糕。明天早上 8 点还要在美菜网上下单买些蔬菜。

家里的存货都不多了，这还不知道要"关"到什么时候呢。

每天新闻都在报道大批外地来援鄂的医疗队，是啊，前一阵子，我们武汉的医护人员真的太惨了。

援鄂的医生们为了能帮助武汉早日控制疫情，不顾生命安危，在这样危急的关头"逆行"来武汉，真感觉他们像救世主一样。

72 岁临危受命，苦战 82 天，
把胆留在了武汉的张伯礼院士

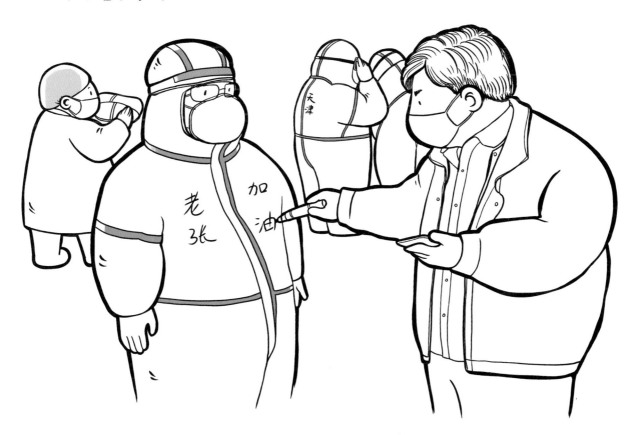

72 岁的张伯礼院士在 1 月 26 日大年初二晚，接到中央疫情防控指导组飞赴
武汉的通知，自 27 日起，在武汉苦战 82 天。由于过度劳累，张伯礼院士胆
囊炎发作，腹痛难忍。2 月 19 日凌晨，在武汉接受了微创胆囊摘除手术。手
术后第三天又投入工作，他自己说："肝胆相照，我把胆留在这儿了。"

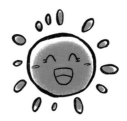

昨晚 11 点多在盒马鲜生 APP 抢了单后一直睡不着，可能是因为惦记着早上 8 点还要抢"美菜"的原因。

好在 8 点在美菜网顺利下单了，付款的时候，有好几种菜还没库存，于是便安慰自己说就当省钱了，唉，能吃几天再说吧。

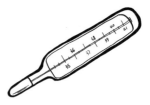

可能是没睡好，今天头特别痛，而且我右眼的神经跳得也特别厉害，眼睛都不能往右看，眼珠子一往右转，眼部神经扯得整个右边头都是痛的，感觉有点糟糕，心里慌慌的，测一个体温看看吧。

37.5℃？！
我是不是受凉感冒了？内心一直惴惴不安中……

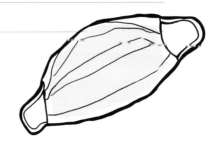

2020

02-02

晴

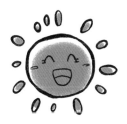

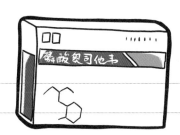

这下完全不敢和饱饱一起睡觉了，昨晚第一次尝试在沙发上睡，睡前吃了感康和连花清瘟，一整晚都睡得昏昏沉沉的，感觉出了很多汗。

好在，今早体温是 36.8℃，应该是没发烧了。

我暗想：可能只是感冒，谢天谢地……

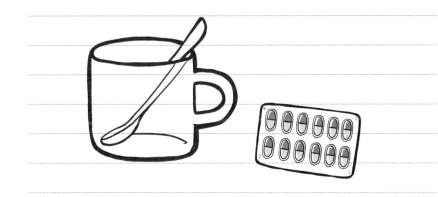

2020
02-03
晴

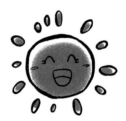

饱饱说晚上想跟我一起睡，我跟她说，如果妈妈今天体温一直是正常的，晚上就陪她。算算时间，明天 4 号了，我是不是算是过了"潜伏期"了。

明天是我爸爸的生日，又是立春的日子，想到这里，心情一下就好了起来。嗯，晚上要在盒马鲜生 APP 抢一个小蛋糕，特殊时期，也不可以马虎，生日一定要有仪式感。

下午公司有点事，认真把手里的活做完之后，感觉有点说不上来的心慌，鼻子热烘烘的。

"不会吧？！"内心无数个问号。

于是，我微信了好几个朋友，把情况说了一下，他们都让我别胡思乱想，但是这个时候，不紧张怕是做不到吧。

再次量了体温，37.4℃！！又烧起来了！

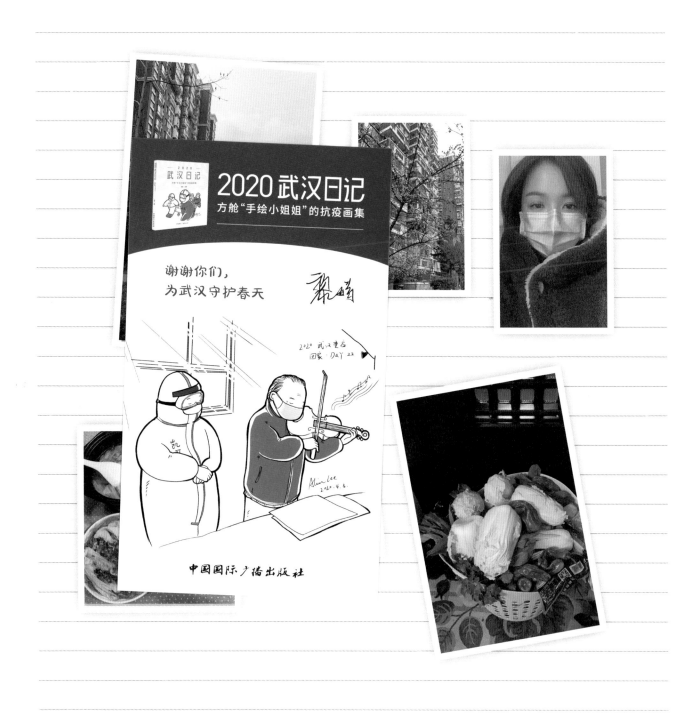

2020

02-04

晴

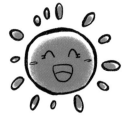

今天的体温是 37.5℃，依旧是发烧状态。

"饱饱，对不起，妈妈今天没办法跟你一起给外公庆祝生日了。"
我感觉特别不好，打电话给爷爷，让他把饱饱接走了。

我让妈妈给我单独准备了一个热水瓶，我把盖子打开后放在门口，
让她帮我倒上热水后走开，我再过去把盖子盖好拿到房间里。

从今天开始，我决定在自己房间隔离，不能再出来了。

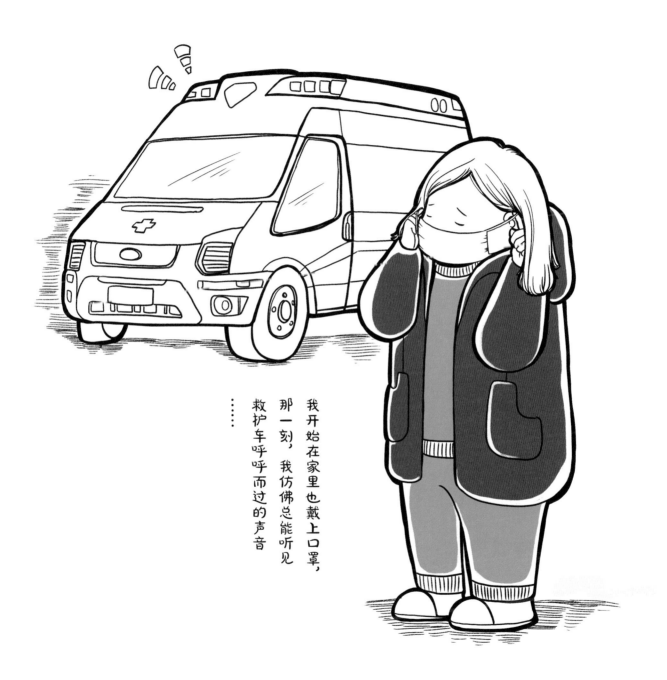

我开始在家里也戴上口罩，
那一刻，我仿佛总能听见
救护车呼呼而过的声音
……

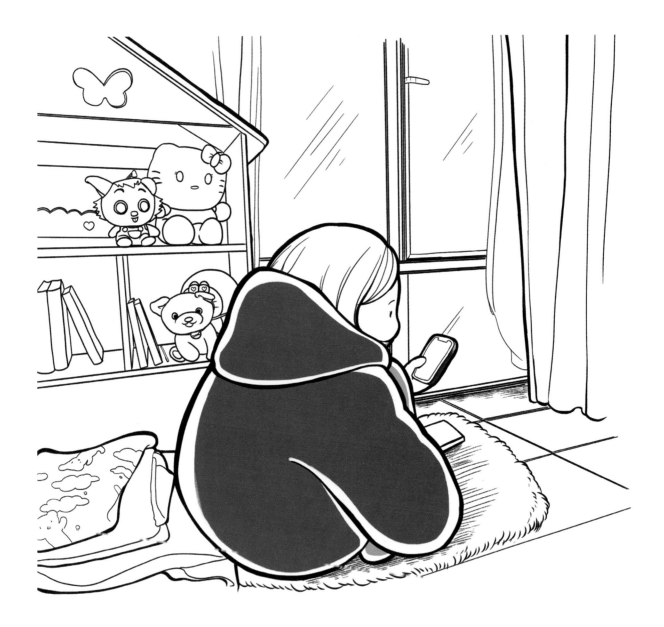

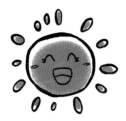

我开始了正式隔离的生活。

今天一整天没精神做任何事。把自己关在卧室里，无论是去洗手间还是出房门拿吃的，我都会在屋里说一声，让爸爸妈妈走得远远的，我再出来。碰任何东西，我都会用纸包着，或是戴上手套。

因为没有咳嗽，我估计飞沫产生的可能性会很小，相对可以放心一点，但是为了更安全，我在家里几乎都不讲话了，我要杜绝一切飞沫产生的可能。

吃饭的时候，我会把饭菜端到房间里，吃完以后自己把碗筷洗干净，放进妈妈事先准备好的一个盛满水的大锅里，然后回房间去，妈妈再去打开炉子煮十几分钟进行消毒。

这几天，我都坐在飘窗上看书晒太阳，和几个好朋友聊天打发时间。

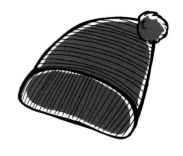

汪哥说："你要是一直发烧不放心，我就送你去医院检查一下。"这个时候还有这么多朋友在关心着我，还不怕被传染愿意陪我去医院检查，我心里觉得暖暖的。

强迫自己抱着白开水喝，一杯接着一杯，我希望体温能快点降下来。

我上网咨询医生，打电话问社区医院，都说我只有发热的症状，不咳嗽也不胸闷，应该不是感染。他们都这么说，可我心里还是害怕，怕极了！

我反反复复地上网查找有关新冠肺炎的症状，然后和自己的症状比对，除了发热，没有别的地方相似，于是我安慰自己肯定不是，但体温持续低烧，已经有上升到38℃的趋势。

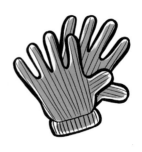

平时很少生病的我，即便是在流感时期，就算办公室里的人感冒了好几轮，我都能顶住，现在莫名其妙地开始发烧，肯定坏事了。

我又仔细回忆了一下，21日放假那天还和同事一起吃饭了，大家都没事，我不可能是在上班的时候感染的。

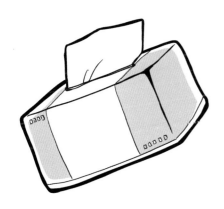

自从回家后，好多天都没出门，就是1月底爸爸感冒那三天，我下楼拿了外卖，去了一趟药店。可是，我当时戴着口罩，戴着手套，还戴着帽子，我防护得那么好，不可能感染啊。

不怕一万，就怕万一。

妈妈有心脏病，做过两次大手术，爸爸又有高血压，身体都那么不好，万一我真的感染了，又传染给他们……

越想越害怕，我心慌到整晚失眠，好几次在半夜迷迷糊糊中被自己喉咙干得吞咽口水给哽醒……

我想把自己隔离出去，我想离我家人越远越好，我必须保护他们。

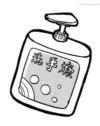

整夜整夜睡不好，今天我再次给社区打了电话，说明了自己这几天的情况。

社区的工作人员说，如果我发烧 6 天就不能再拖了，一定要做好防护去医院检查。我当时只问了一句："如果我真的确诊了，能马上把我送出去隔离吗？"他们说："是的。"

早上，好朋友汪哥开车送我去了医院，我戴着两层口罩，坐在车后座，为了减少飞沫产生，一路上我都不敢讲话。

社区医院没有 CT 机，我拍了一个 X 光片，显示我的右下肺有肺炎的症状，但是看不出来是不是新冠肺炎。医生说，只要有肺炎就是疑似病例了，下午要立刻做核酸检测。整个过程没有像之前网上看到的那样拥挤，当时一共三十多个人在排队，都非常安静有序，彼此相隔一米远。

心情已经说不出有多沉重。其实我自己觉得症状并不严重，没有咳嗽，也没有胸闷，只是觉得胃口不好，总是恶心想吐，喉咙总是有干得哽住的感觉。

但是我真的不能在家里住下去了，我觉得自己就像一个大病毒，在威胁着家人。我希望核酸检测结果快点出来，如果结果是阳性，我要立刻离开家……

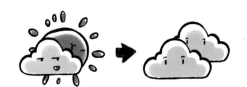

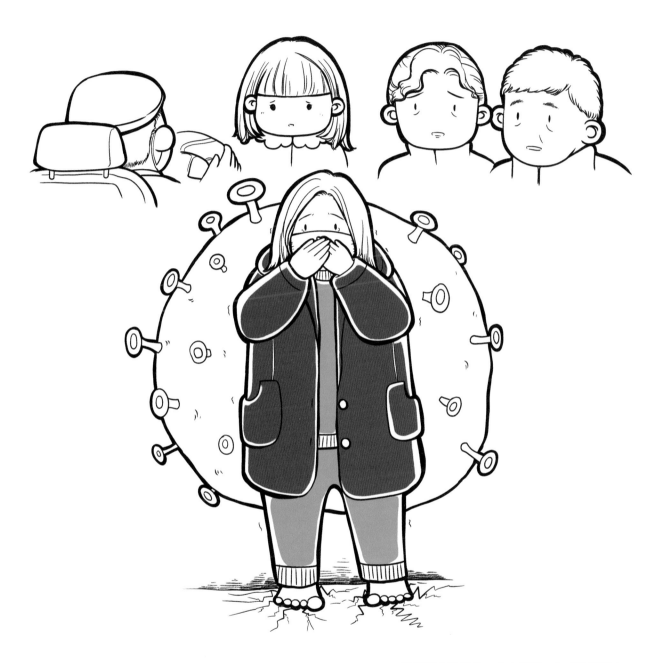

我觉得自己就像一个大病毒，在威胁着家人

扫我观看
日记小视频

2020

02-08

多云

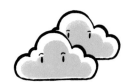

核酸检测的结果还没出来，医生说，如果体温升高到了 38.5℃，就要吃退烧药了。

晚上我感觉到人昏昏沉沉的，喉咙一段干干热热的，一测体温，38.5℃了……

拿着退烧药纠结着："吃，还是不吃呢？"

我记得钟南山院士说过，这次的新冠肺炎是没有特效药的，只能靠自身的免疫力和病毒作斗争。如果是这样，体温升高，就是我自己身体的免疫系统在跟病毒战斗吧。武汉是个英雄的城市，我这个土生土长的武汉人也要勇敢，我要靠自身的免疫力打败病毒。

我决定不吃退烧药，为了防止体温过高，我贴了一个退热贴物理降温。我决定，我要烧死病毒。

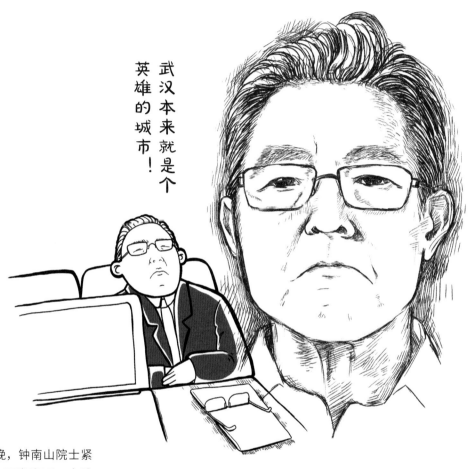

武汉本来就是个英雄的城市！

1月18日傍晚，钟南山院士紧急赶往武汉。正当春运，去武汉的高铁票早已售空，事情紧急，临时上车的他被安顿在了餐车的一角。钟院士那张在火车上打盹儿的照片打动了万千网友

055

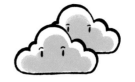

烧了一整晚，早上醒来，却觉得神清气爽的。一测体温，36.7℃！断断续续烧了 8 天，居然在第 9 天退烧了！

隔着门，对爸爸妈妈小声地报告这个好消息，听到爸爸在门外大呼："太好了！"我也开心了起来。

就在这时候，电话响了，是社区医院的医生打来的。

"您的结果已经出来了，是阳性。"
……
我就一下子蒙掉了。

"那，能马上安排我出去隔离吗？我和爸爸妈妈住在一起，我不能跟他们继续住在一起了！"

医生说："请放心，安心在家里做好准备，收拾好自己的生活物品，稍后会通知您去隔离点。"

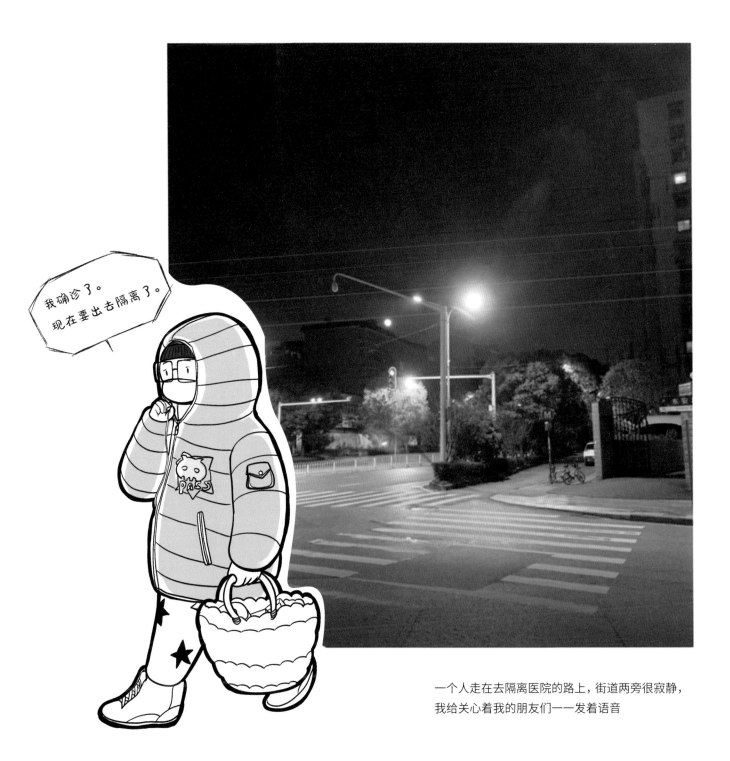

一个人走在去隔离医院的路上，街道两旁很寂静，
我给关心着我的朋友们——发着语音

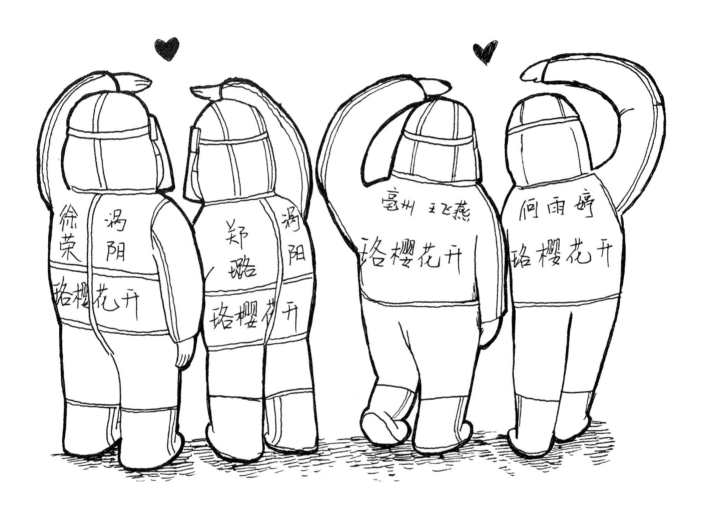

02

方舱

我想把你们每个人都画下来!

在社区医院住了几天后，12 日的晚上，我们
整个社区医院的感染者一起被安排住进了位
于沌口武汉体育中心的方舱医院。

在这里，我和几百个病友、几百个来自安徽
与贵州的医护人员一起生活了 12 天。
这是我永生难忘的 12 天。

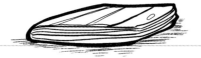

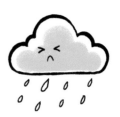

刚刚进入方舱的时候，感觉跟我想象的很不一样。

之前在网上看到建立方舱医院时，我在感慨：几百上千个人住在一起，生活该多不方便啊！没想到，如今自己住进方舱了。我看着崭新的床铺和上面被细心整理过的新被子、新床单，床头柜上放着毛巾、牙刷、牙膏、洗脸盆这些生活用品，墙面上还被贴心地安上了挂钩，甚至给每人发了一件军大衣、一个保温杯！"哇！下面还有电热毯啊！"我旁边的病友惊呼道。

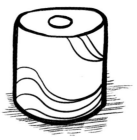

我真的很意外，这里比我想象中的好太多太多了。

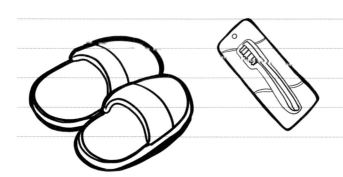

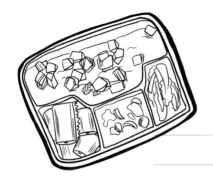

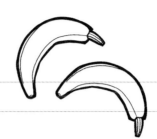

住进去时正是晚餐的点，看不清样貌，但是声音很温柔的护士小姐姐给我们送来了晚餐，并叮嘱着，"一定要多吃、吃好，身体才会好得快。"

我看着面前的饭菜——胡萝卜烧羊肉、红烧带鱼、番茄炒蛋，简直不要太好！要知道，现在家里都难买到这些菜了！

更体贴的是，每人还发了一根香蕉、一个芦柑和一盒酸奶。

我立刻拍照给爸爸妈妈看，给朋友们看，让他们放心，我在这里的营养保障绝对"杠杠的"！

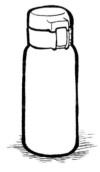

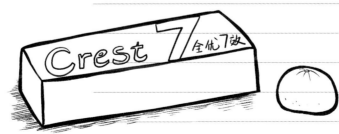

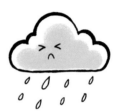

昨晚睡得还算安稳。早上迷迷糊糊地被护士叫醒，给我测量了血氧和体温。体温是 36.9℃，说起来，从我 9 日离开家那天，好像就没有再发烧了呢。

专家说，这个病要靠自己的免疫力康复起来，好像真的是这样，也许，我自己就这么痊愈了。但是我开心不起来，心情很沉闷，就像外面的天气一样阴郁。

我始终担心着爸爸妈妈的情况，担心饱饱，担心检查那天送我去医院的汪哥，虽然一直很小心，但是我连自己是怎么被感染的都搞不明白，我真的非常害怕。哪怕他们都安慰我说"现在都还很好，没有任何症状"，可我真的没有办法放心。

坐在方舱的病床上，看着体育馆偌大的天花板发呆，喝着特别苦涩的中药，我在心底默默地祈祷："老天爷啊，千万千万，保佑我的爸爸妈妈，保佑我的饱饱，保佑汪哥，保佑他们千万不要被我传染了，这个罪，让我一个人承受就好了。"

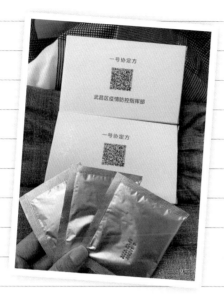

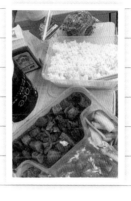

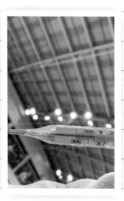

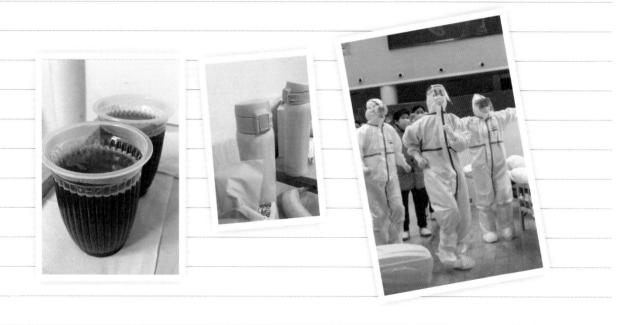

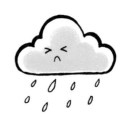

躺在床上，什么都不想做。

刚刚和爸爸妈妈通了电话，因为他们是"密切接触者"，要被送到指定酒店隔离，经过我和社区工作人员薇薇的几次沟通，终于同意他们暂时在家隔离，只要不出门就行。

可是，爸爸妈妈不出门，吃的东西怎么办？而且他们的药又不能停，我又马上打电话找薇薇和她说明情况，她说："你放心，我们会给你爸爸妈妈送菜、买药，现在你要安心养病，早点康复最重要。"薇薇说得对，我要快点康复起来，早点回家。

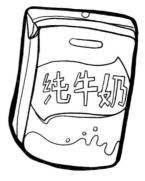

下午，有几个医生过来查房，其中一个看起来高高壮壮的，还戴着眼镜，他仔细地询问了我的情况，得知我的症状很轻后，就很高兴地告诉我："你就继续吃连花清瘟，每天的中药一定要按时喝，注

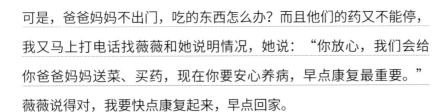

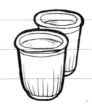

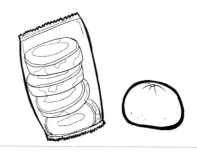

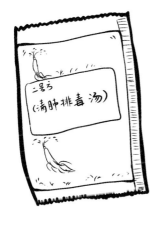

意不要受凉，应该很快就会康复的。"听着他说的话，感觉这个医生很温柔，让人很踏实。

他问过我之后，转身询问 2 号床芳芳的病情，芳芳的症状比我严重，从进来的时候就一直在咳嗽，晚上也睡不好。这位医生认真地听着芳芳的担忧，一边很耐心地安慰她，一边对旁边的护士说要给芳芳准备不同的药。

我看着他的背影，发现防护服的后背上写着"迷你熊爸爸"几个字，瞬间很好奇，便问他这是什么意思。他告诉我，他叫熊煜，"迷你熊"是他家小宝的名字，自从援鄂来这里后就很想孩子，便把孩子的名字写在背上。

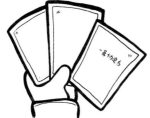

想想熊医生每天要面对这么多病患，还要事无巨细地解决他们的询问，态度一直那么好，真是太感动了！好感谢这些医生的付出，他们真伟大！

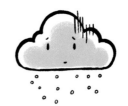

3 床今天来了一个 60 岁的阿姨。她说她很难受，一直喘不过气来，还总冒虚汗，再加上自己有多年的糖尿病，很担心自己的情况会越来越严重。

听到这里，我和 2 床的芳芳主动去安慰她，但是都没有什么用。我们也不知道该怎么办好。

这时，一位名叫刘保华的医生走过来，我以为他是来查房的，但他却径直走到 3 床旁边，对阿姨说："我听说您一直胸闷难受是吗？我教您做一套呼吸操，会舒服很多的。"

看到这样一幕，我觉得心里暖暖的，他怎么知道阿姨不舒服呢？应该是听到护士们说起过，自己就主动过来了吧。

看着刘医生高高壮壮的背影，突然有一种在这里很安心的感觉。

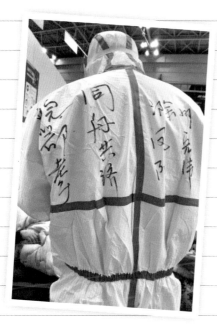
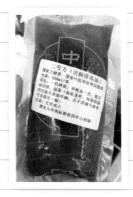
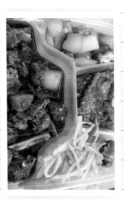
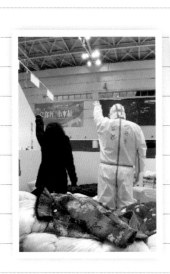
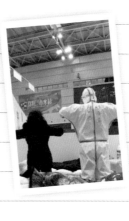
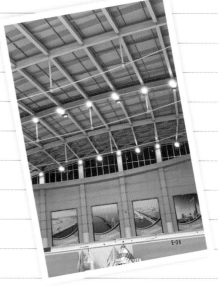

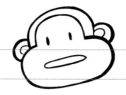

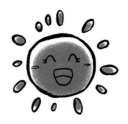

今天是我住进方舱的第四天，可能是从小学画画的原因，我平时比较静，话不多，喜欢默默去观察身边的人，愿意用心去感受他们。

我旁边病床的芳芳，是个脸圆圆的女孩，穿着一件猴子图案的花睡衣。她跟我是一个街道的，当时从社区医院转到方舱来的时候第一次见到她，她就跟我打招呼，一看就是个热心肠的女孩。

我们的缘分挺特别，感染了同样的病，住在同一个街道，现在又分在了隔壁床，又成了"邻居"。

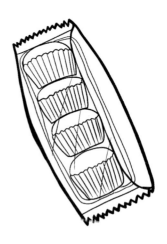

她年纪比我小很多，可是，她很照顾我，可能我真的像家里人说的，多大了都像个孩子一样。芳芳反而像个姐姐，每天帮我拿饭，拿蛋糕，拿牛奶，什么事都想着我。

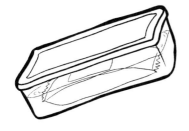

这里每天的饭菜实在是太好了，医护人员也很可爱，每次拿饭过来都说："要多吃些啊，不要怕胖哦，现在不许考虑减肥的事。"

哈哈，他们怎么知道我想减肥。送药过来的时候，也会反反复复地叮嘱："早晚饭后半小时喝哦，一定要热一下，一定要按时喝。"

每天都被这些暖心的话语所包围，于是我拿起手机默默地把他们都拍下来，也不知道为什么，也许，就是想留个纪念吧。

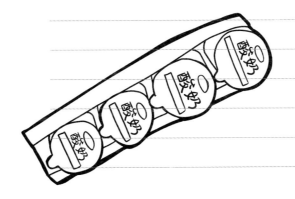

扫我观看
日记小视频

2020
02-17
晴

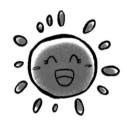

终于结束了多日的雨雪，阳光冲破了阴霾。

早上和爸爸妈妈通了电话，他们都没有任何症状，算算时间，距离 2 月 3 日我跟他们隔离已经有 14 天了，距离 7 日去医院检查那天也过了 10 天，汪哥也说他没有任何不适。这样看来，他们应该是没有被感染，太好啦！

爸爸说，他们签了协议不能出门，告诉我不用担心，因为社区的工作人员最近都会送来好多菜，也会帮忙买药，还帮忙倒垃圾。

一下子觉得好感动，就跟今天久违的阳光一样，直射到心底，我感觉整个世界都晴朗了，我感觉我活过来了！

那一瞬间，体内的艺术细胞好像也跟着活跃起来。突然，我好想画画！那就先画一个我自己吧！

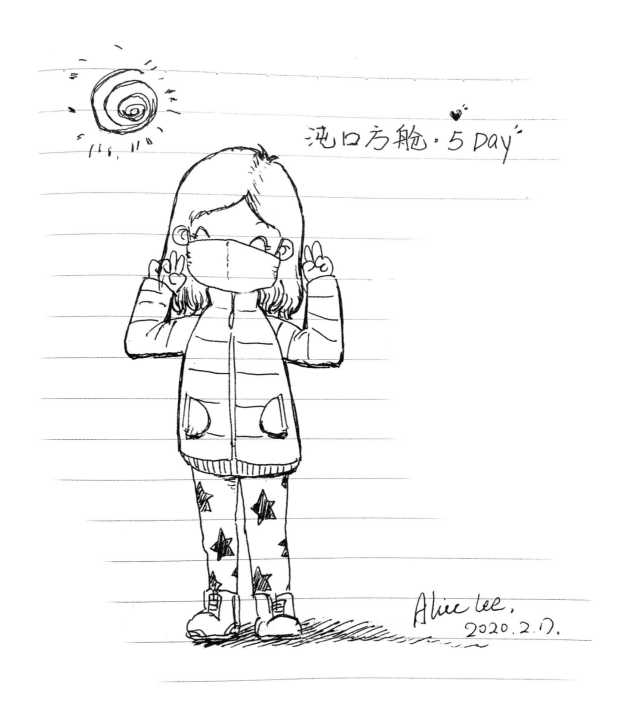

2020

02-18

晴

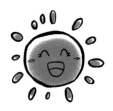

我的第一个"手绘大白"，画的是方舱医院的护士，她叫胡慧文，一个来自安徽滁州市的女孩。她活泼开朗，充满爱心。她一直说自己的防护服太大了，不好活动，影响了她曼妙的舞姿。她一边嘟嘟囔囔地牢骚着，一边做着各种动作，一会儿学小燕子，一会儿甚至妄想劈个叉。我偷偷地笑了好半天。她说她只有80多斤，可是穿上防护服后，看起来有两百斤，像个"大白"一样又圆又萌。

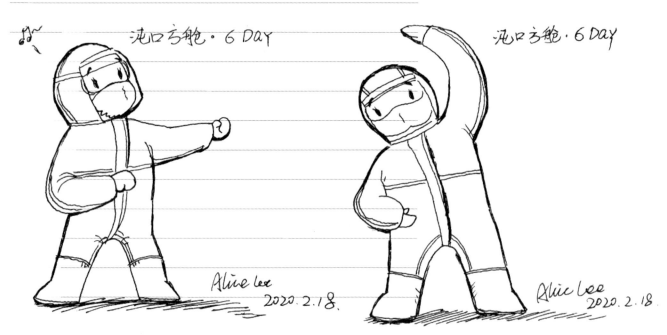

沌口方舱·6 Day ~♪

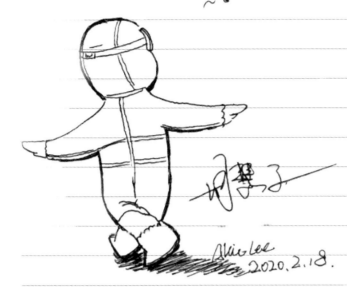

下午，有几个医护人员说我们不能老躺着，这样会憋坏的，要起来运动运动，这样心情才会好，能有助于更快地恢复健康！

明婷子
Alie Lee
2020.2.18.

当然，我也有能让自己心情变好的方法：我把她们做操的样子用手机拍了下来，编辑成小视频，根据每个动作画了做操的"大白"，配上有趣的字幕和音乐，发到了抖音上。一整套内容做完，花了大半天时间，但是画画的过程特别开心。

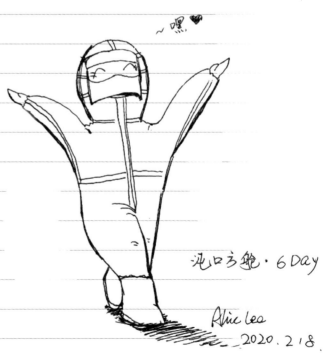

~嘿♥

沌口方舱·6 Day

Alie Lee
2020.2.18.

2020

02-19

晴

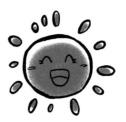

今天，爸爸说他们作为"密切接触者"，要住到酒店去，集中安排医生做核酸检测。

我又开始担心他们在酒店会吃不好睡不好，但是爸爸告诉我，社区的人特别贴心，把他们安排在了一个房间，方便他们彼此照顾。

更让我意外的是，本来担心我的两只小鹦鹉会没人照顾，但社区的人已经把它们带走了，说是带去办公室帮我喂养。这下我的心就彻底踏实了。

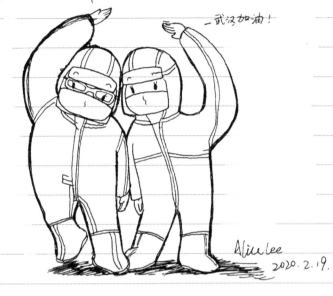

泛口方舱·7Day ♥

一武汉加油！

AliceLee
2020.2.19.

对了，昨天发到抖音上的小视频，收到了好几万个赞，真把我吓一跳。几千条网友的留言，每一条我都认真阅读，边看边感动——

"挺严肃的一个事，被你这么一整，患者都不怕了。"

"医护们真的不容易，穿着那么厚的防护服，还要跟你们一起跳舞，逗你们开心。"

"真的可以出版了，我会买一本纪念那些善良的人们，对这次抗疫大公无私的付出。"

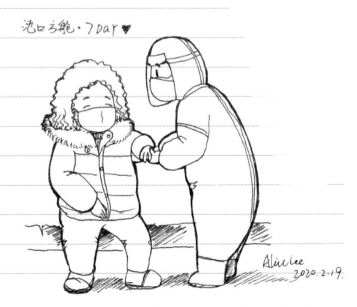

泛口方舱·7Day ♥

AliceLee
2020.2.19.

血氧值和心率是每天必查两次的项目

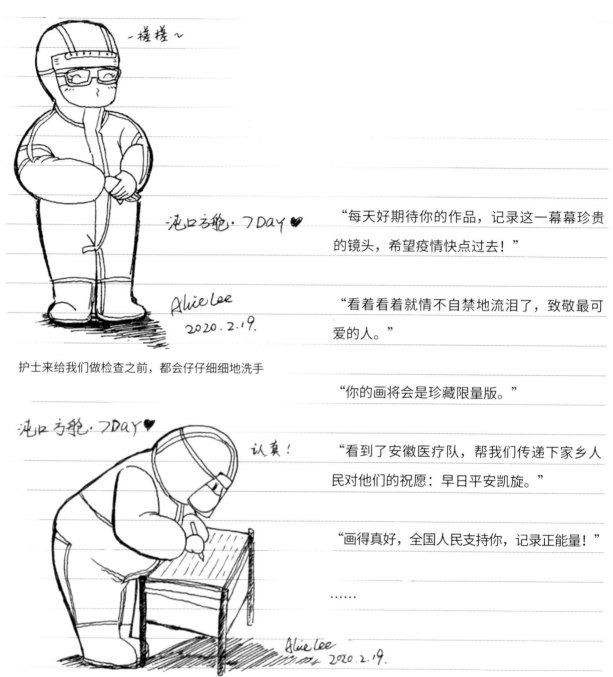

护士来给我们做检查之前，都会仔仔细细地洗手

"每天好期待你的作品，记录这一幕幕珍贵的镜头，希望疫情快点过去！"

"看着看着就情不自禁地流泪了，致敬最可爱的人。"

"你的画将会是珍藏限量版。"

"看到了安徽医疗队，帮我们传递下家乡人民对他们的祝愿：早日平安凯旋。"

"画得真好，全国人民支持你，记录正能量！"

……

检查前会给我们仔细核对资料和信息，以免出现错误

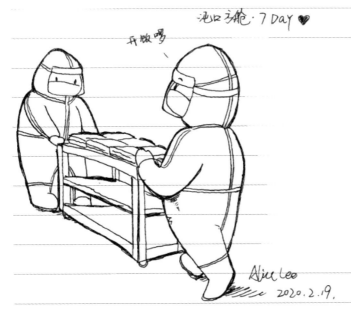
穿着防护服送餐也感觉这么萌萌哒

我突然发现，自己好像一不小心，做了一件了不起的事情。

现在每天看到的、感受到的大多是灰暗的、惨烈的、悲壮的、英勇的报道。

但我从大家的留言中，却感受到了一种积极与乐观的气氛，他们在感谢我带去了一丝丝暖意的时候，又把这种正能量回传给了我，让我变得更坚强了。

"你一定要继续画下去啊！"有网友留言。

我决定要坚持画下去，让自己更坚强，让更多的人振作起来！

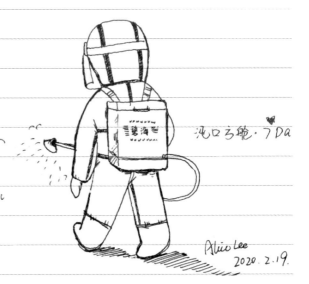
每天环卫工人都会把我们住的地方仔细地喷洒消毒药水

2020

02-20

雨

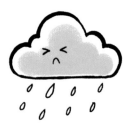

早上，我正坐在床边吃早餐。护士赵宏伟走过来，不作声，递过来一沓白纸。

我感到很意外，"你怎么知道我需要这个？"他眨眨眼说："我看到你之前在小本子上画画，我感觉，你更需要它。"

在这之前，除了做检查，我还没有跟他说过话，他心怎么这么细呀！看着手中的一沓白纸，说不出的感动。

刚刚，爸爸发了一张图片消息，是社工给他们拍的照片，照片上我看到了在他们办公室里的啾啾和嗨嗨。隔着屏幕看着我的小宠物，感到特别地安心。

胡慧文说，
这个姿势可以预防膝关节病

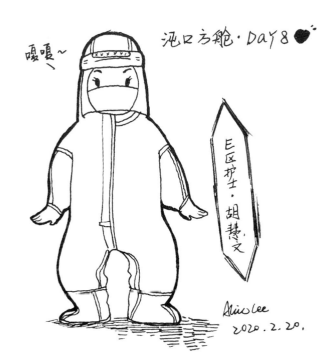

从今天开始，我就开始在白纸
上给他们画画啦！在白纸上画
画的感觉好多了。

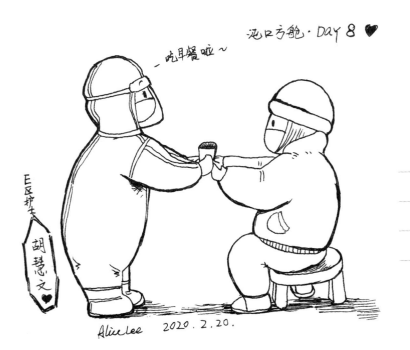

认真给我们解答
关于新冠肺炎的疑问

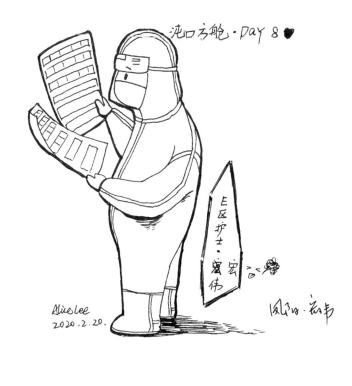

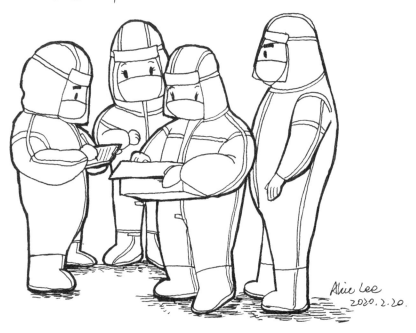

医生正在统计做核酸的名单：
"今天这个这个，还有这个，
都可以安排做核酸了。"

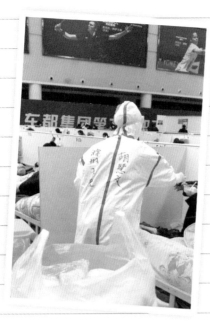

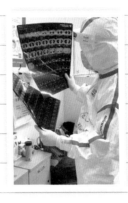

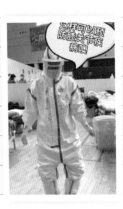

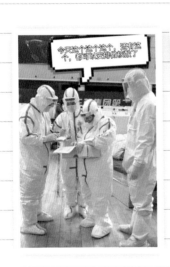

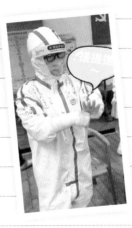

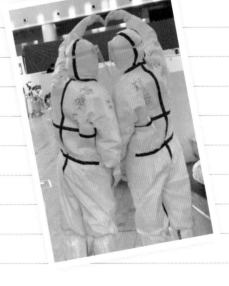

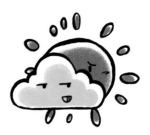

今天是我们在方舱医院第一次排队做核酸检测，结果还没出来之前，我们都好紧张。

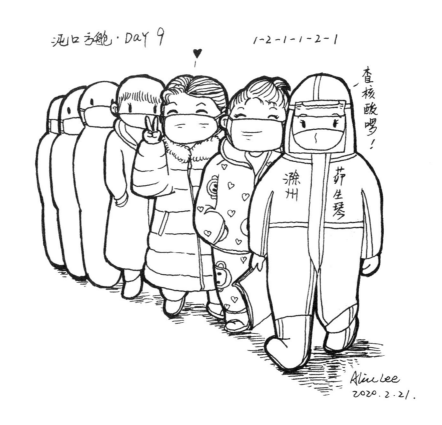

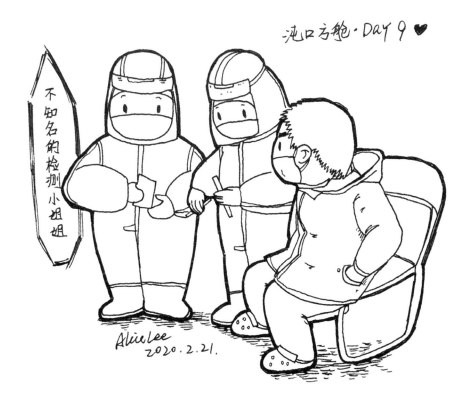

耐心等待做核酸检测

做核酸检测时，需要我们张大嘴正面对着检测的医生，医生会仔细盯着我们的咽喉部，用取样的棉签伸进喉咙深处取黏液，与此同时，我们要发出"啊"的声音。

这个叫咽拭子，这种取样的方式，会引起呕吐的反应。我每次都会担心取样的医生，因为他们的面罩并不是全封闭的，直接超近距离面对感染者的口鼻，万一有人剧烈地咳嗽甚至是打喷嚏，那真是非常非常的危险呀！

珞樱花开——
是我们心中共同的向往

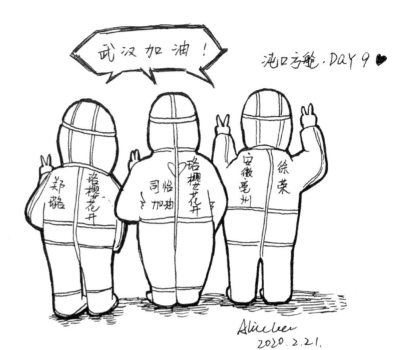

终于到了下午交班的时候，慧文和宏伟开心地告诉我们："E 区核酸检测全阴哦！"

第一关过啦！好开心！

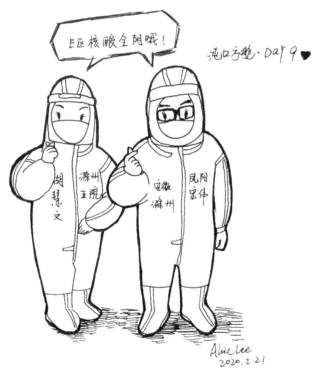

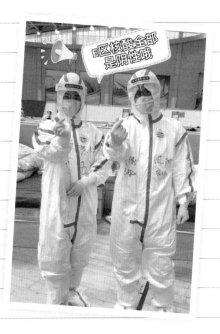

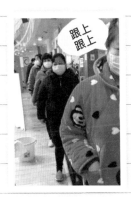

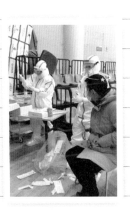

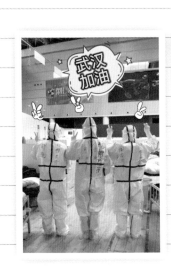

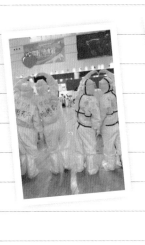

2020

02-22

多云

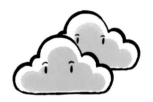

一大早就通知我们出门去排队，原来是要开车带
我们到协和医院东院区去做 CT。

大家到了医院后，有秩序地排队等着做检查。

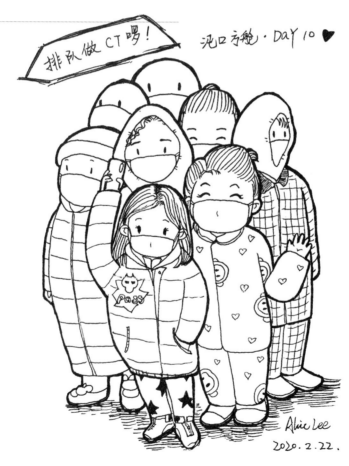

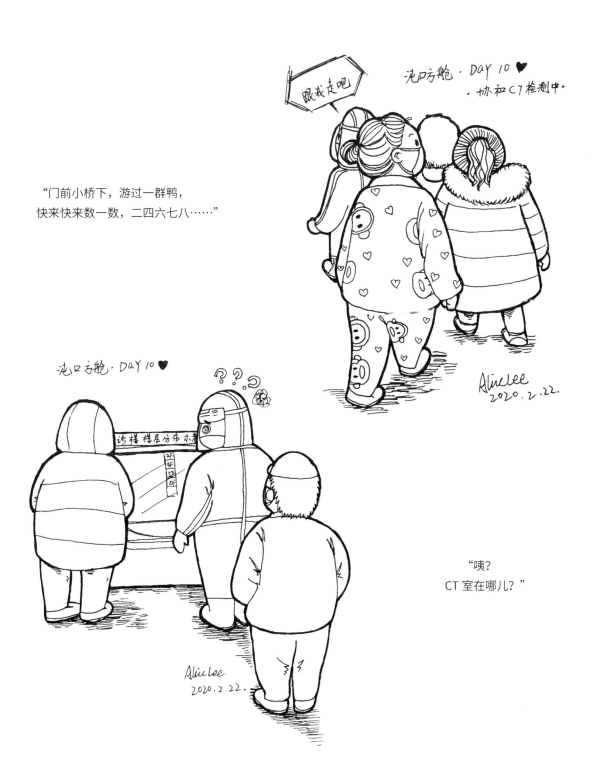

躺在仪器上，我像个机器人一样听着指令——
深呼吸，吸气，屏住呼吸，放松……当仪器
在扫描我胸口的时候，停顿了好长时间，我
心里扑通扑通地跳着，"不会有什么不好吧？"
我心里忐忑着……

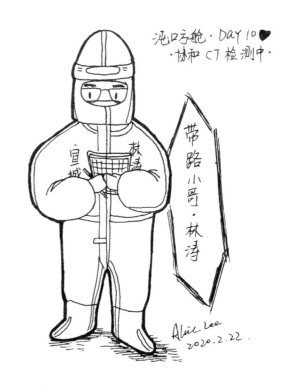

沌口方舱·DAY 10 ♥
·协和 CT 检测中·

带路小哥·林涛

Alice Lee
2020.2.22.

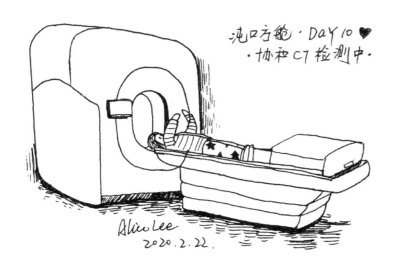

沌口方舱·DAY 10 ♥
·协和 CT 检测中·

Alice Lee
2020.2.22.

这是我第一次做 CT 哦，之前从来
没做过，原来 CT 是这样的……

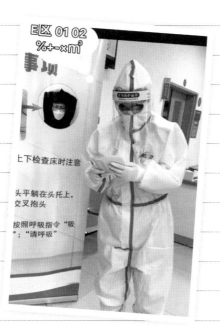

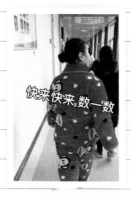

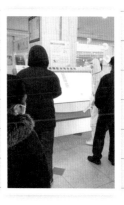

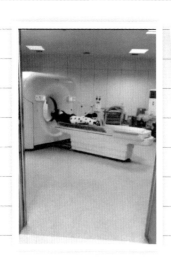

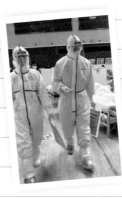

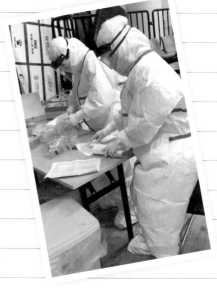

扫我观看
日记小视频

CT 的结果出来了，我看见护士张新梅
和李团战两人拎着 CT 报告急匆匆地往
这边走，但是也不理我们。

有人开始坐立不安，问起了肖医生为什
么没有自己的报告。肖医生告诉我们：
"没有发 CT 片，说明检查结果是好的！"
原来是这样，如果 CT 没
问题，下次再做核酸检测
也没问题的话，我应该就
可以出舱了！

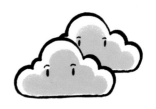

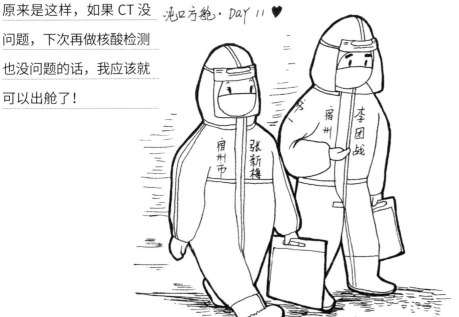

沌口方舱·Day 11 ♥

宿州市 张新梅

宿州 李团战

Alic Leo
2020.2.23.

沌口方舱·Day 11 ♥

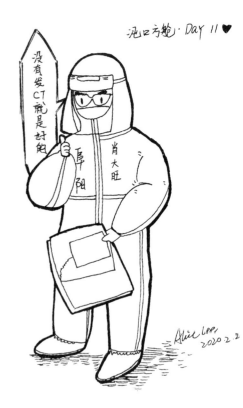

没有发CT就是好的

阜阳 肖大旺

Alic Leo
2020.2.2

今天爸爸也打电话告诉我了一个好消息，他和妈妈的核酸检测都是阴性，社区医生说，马上就安排他们回家。社区工作者薇薇也说，他们只要回到家，就帮我把啾啾和嗨嗨送过去。

我不禁感慨："怎么会有这么多的好人！"每每想到这些照顾我们的医生，想到社区的工作人员，我就忍不住想哭。

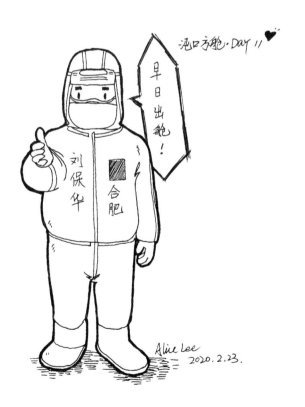

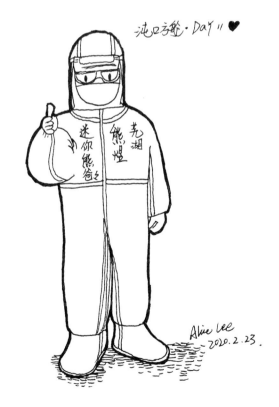

2020

O2-24

晴

今天排队做第二次核酸检测了哦，如果结果
是阴性，也许明天我们就可以出舱了！

期待中……

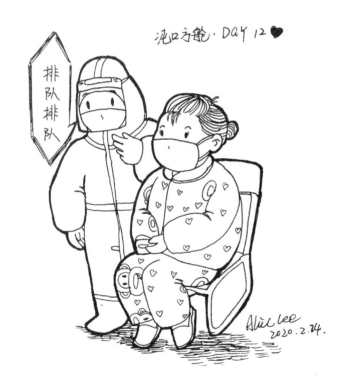

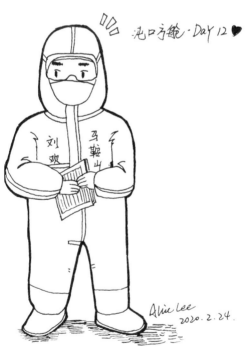

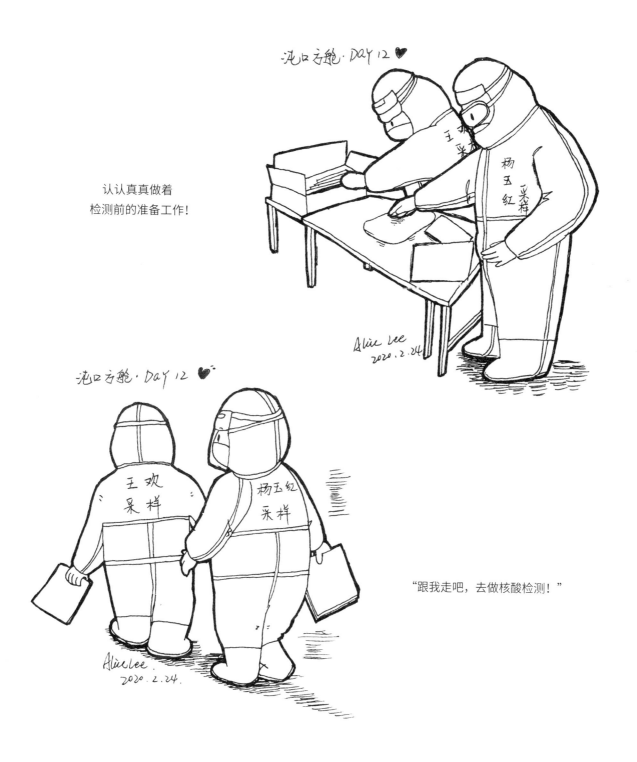

认认真真做着
检测前的准备工作!

"跟我走吧，去做核酸检测！"

扫我观看
日记小视频

2020

02-25

雨

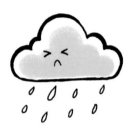

早上 7 点，方舱的管理医生就来通知我们："大家准备收拾物品，下午就可以出舱了。"

看着这个住了 12 天的地方，我既开心又难过，开心的是终于可以出舱了，而难过的是舍不得这些照顾我们的医护人员。我仔仔细细、一张张地看着在这里画的画，又一张张小心翼翼地放进袋子里。也许，这画上的很多人，这辈子再也难相见了吧。

"我想去多拍下一些这里的医护人员，我想出去之后还能记得他们的样子，还能把他们画下来！"我对芳芳说。芳芳点点头道："我跟你一起去拍。"

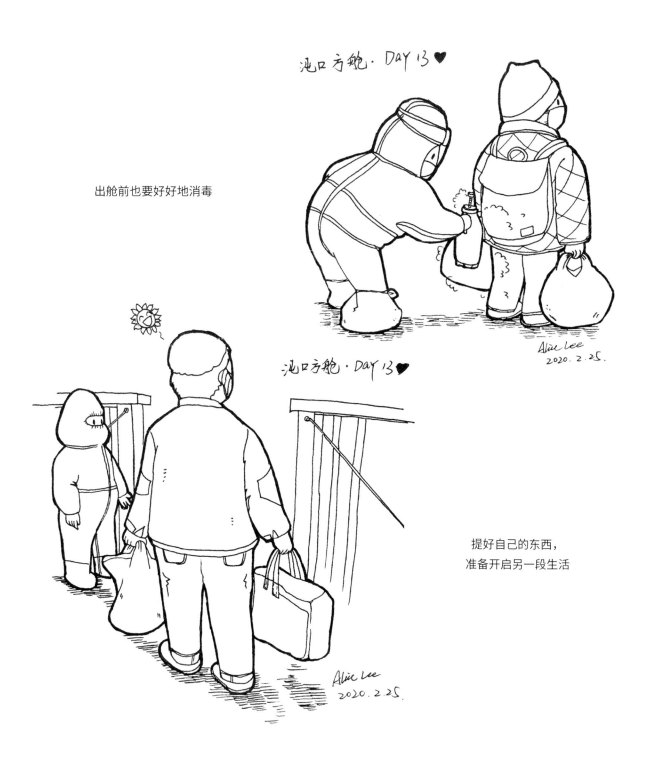

出舱前也要好好地消毒

汉口方舱·DAY 13 ♥

汉口方舱·DAY 13 ♥

提好自己的东西，
准备开启另一段生活

Alix Lee
2020. 2. 25.

Alix Lee
2020. 2. 25.

我们的方舱里大约有三四百名医护人员，大部分来自安徽和贵州，我可能只认识 E 区的十几个。

我拿着手机，从 A 区开始，一个区一个区地拍着。H 区的一个小护士见我在拍她，便对着我的镜头比了一个必胜的手势，虽然看不清楚她的脸，但我能感觉到她脸上可爱的笑容。

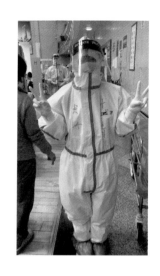

突然，她一拍手叫起来："你是那个画画的小姐姐！"我有点意外，点点头，说道："是的哦。我马上要出舱了，想多拍一些你们的照片，希望回去还能画下你们。"她很开心地说："我知道你，我好喜欢你的画，能帮我画一张吗？我想让我家里人能看到，知道我在这里很好！"我听着，突然就红了眼眶，我告诉她："嗯！我也许没有办法把你们每个人都画下来，但是，我画的每一个人都代表着你们的一个队。这段时间，辛苦你们了！"

我仔细拍了她衣服上的名字：贵州叶青。

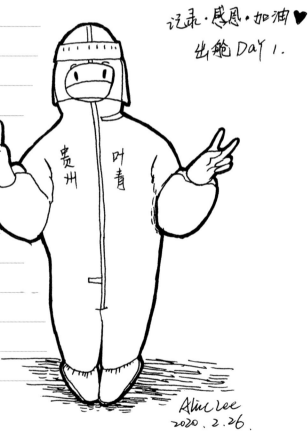

记录·感恩·加油♥
出舱 DaY 1.

贵州 叶青

Alice lee
2020. 2. 26.

下午 2 点，我受邀与央视新闻网络直播连线，主要给大家直播一下出舱的情况。

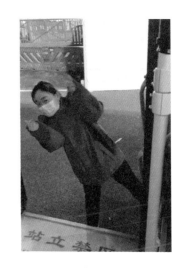

当走到户外小广场的出口时，我突然看到一个穿着红色冲锋衣的姑娘在冲我招手。我认不出她是谁，她对我叫着"我是徐荣啊"。"是你啊！"我激动地跑过去，笑着说："你们脱下防护服，我都认不出来了。你不是刚才已经交班完毕下班了吗？怎么没跟班车走呀？"

徐荣对我说："我知道你们今天要出舱了，我就在出口等你们，我一定要送你们出舱，一定要抱抱你们。"看着她笑得灿烂的双眼，我却忍不住又红了眼眶。

接我们的车，一直到晚上 8 点才来，我们一出大门口，看到一直守在那里等我们的徐荣，我的眼泪止不住地往下掉。

短短 12 天的相处，这种感情却永生难忘。

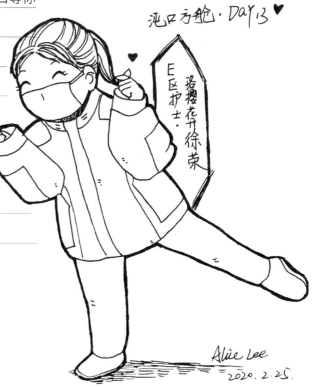

"小品哥"的故事

"小品哥",本名夏斌。我与他相识,是一种特别的缘分。他同样感染轻症,与我在同一个方舱治疗。我总是默默坐在床上画着画,而他天性开朗,喜欢在方舱里到处找人聊天,编演拍摄逗趣的视频。

起初,我被他那段《地道战》视频逗乐了,却并没太在意。直到我了解到这背后的深意。

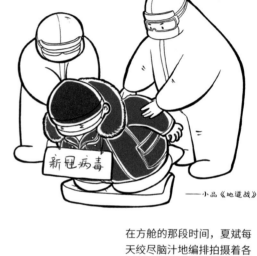

——小品《地道战》

在方舱的那段时间,夏斌每天绞尽脑汁地编排拍摄着各种各样"小品视频"。

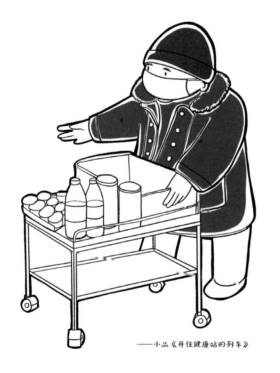

——小品《开往健康站的列车》

他的搞笑创作,给舱内、舱外很多人带来了欢乐。大家给他起了一个外号——"小品哥"。

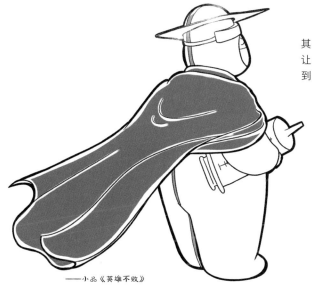

其实，夏斌如此卖力地拍着、演着，是为了让身患癌症后又感染新冠肺炎的妻子能看到，能知道他的情况，他希望妻子开心起来。

——小品《英雄不败》

有人问他感染新冠肺炎会不会害怕，他却回答："我非常高兴，因为我这次和她得了一样的病，我没有让她一个人在那儿挺。我会继续拍更多的视频，让她开心起来。"

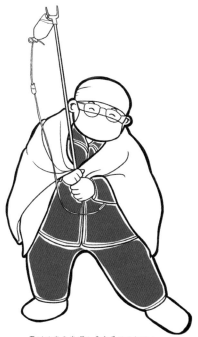

夏斌的妻子岑朦也是个乐观开朗的人

夏斌的妻子在 2020 年 1 月底第二次癌症手术后病情恶化，又不幸感染上新冠肺炎。几乎同时，夏斌也查出感染了新冠肺炎，住进了武汉体育中心方舱医院，从此开始了向妻子隔空示爱的独特表演。

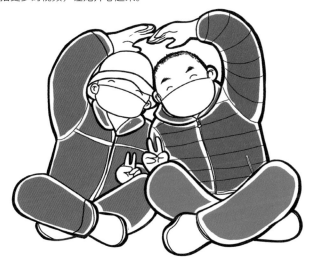

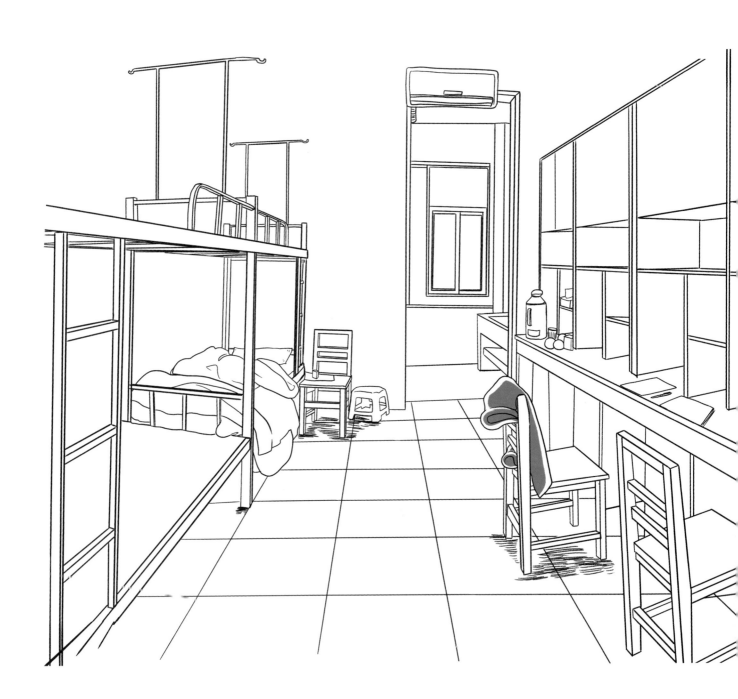

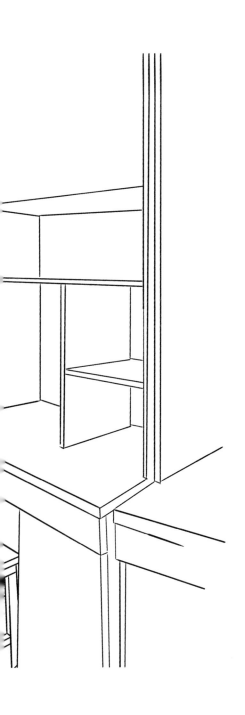

03

隔离

有信心，就能战胜一切困难！

离开方舱，还不能马上回家，要统一转移到
指定隔离点，再观察 14 天。
离开方舱的那个晚上，天空下着细细密密的
春雨，真的，是绵绵的，不冷。像极了我们
心里那柔软、滋润的感觉。
而在隔离点，又让我认识了更多的医护人员、
公安与志愿者。每一天都有新的感动和发现。

2020
02-26
阴

离开校园好多年，从来没有想过，有一天会以这种方式再回到学校生活。我所在的隔离点，是武汉软件工程技术学院的 12 号楼宿舍，一个很大的 U 型建筑，中间一个大广场，放着两张乒乓球桌。这也许是男生寝室吧，我一边观察一边想着。

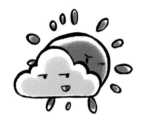

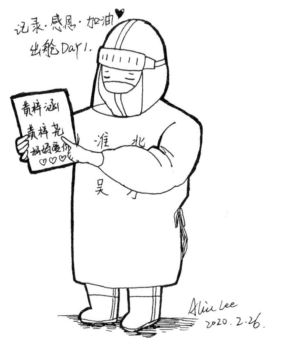

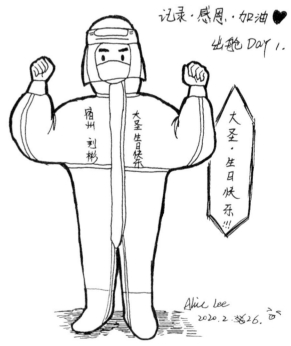

我被安排在六楼，614 号房间的门牌是才贴的，原来的门牌是 624。六人间的房间我一个人住，管理员说，为了安全起见，我们不能互相串门聊天。

这里，会比方舱安静很多。

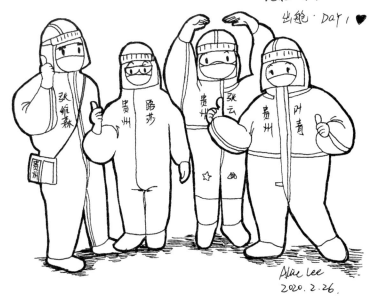

在隔离点的第一天，心情无比复杂，虽然为自己度过危险感到高兴，但内心无法抹去对那些在方舱日夜守护我们的医护人员的依依不舍。

半个月的时间并不算很长，但在心里像是过了一个世纪。刚进方舱时种种不适与害怕，是在他们的悉心照顾下，我们才那么快地开心起来，那么快地康复起来。

谢谢你们，安徽医疗队员还有贵州医疗队员！

扫我观看
日记小视频

2020
02-27
阴

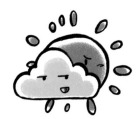

每天早上都会听到大面积消毒作业的机器轰鸣声。

我们谁都不知道消杀的小哥哥叫什么名字，来自哪里。

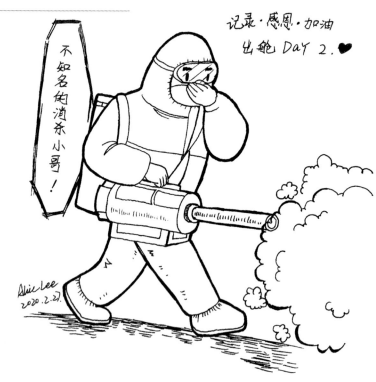

医护们每天都仔细询
问我们的身体状况，
做好记录

连给我们送物品、照顾我们的志愿者小
哥哥，也不愿意透露他的姓名，只告诉
我他是襄樊人。

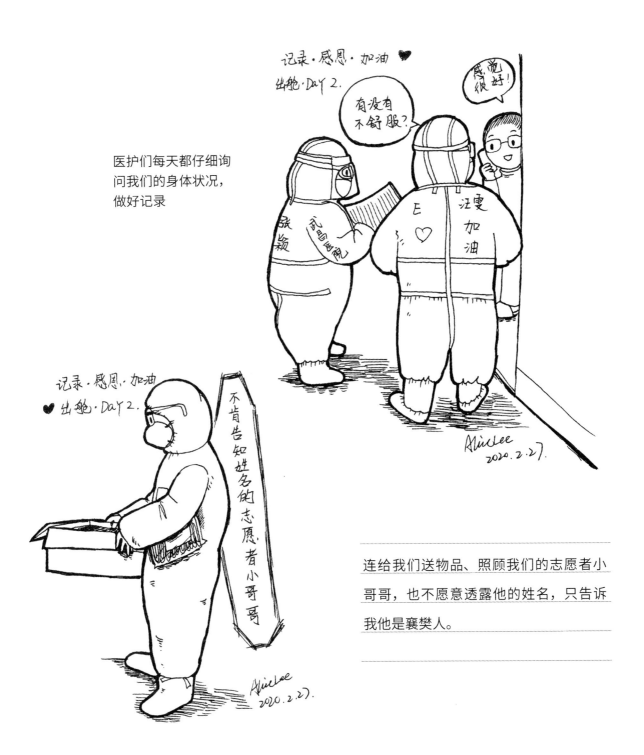

105

扫我观看
日记小视频

2020

02-28

雨

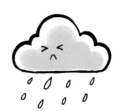

今天，来给我们做检查的湖北中医院的张医生目光炯炯地强调说："中药不可以停！每天坚持吃中药，对清肺有很好的作用。"

记录·感恩·加油 ♥
出舱·Day 3.

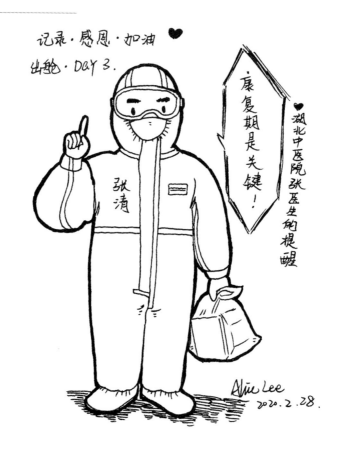

康复期是关键！

♥湖北中医院张医生的提醒

张清

Alice Lee
2020.2.28.

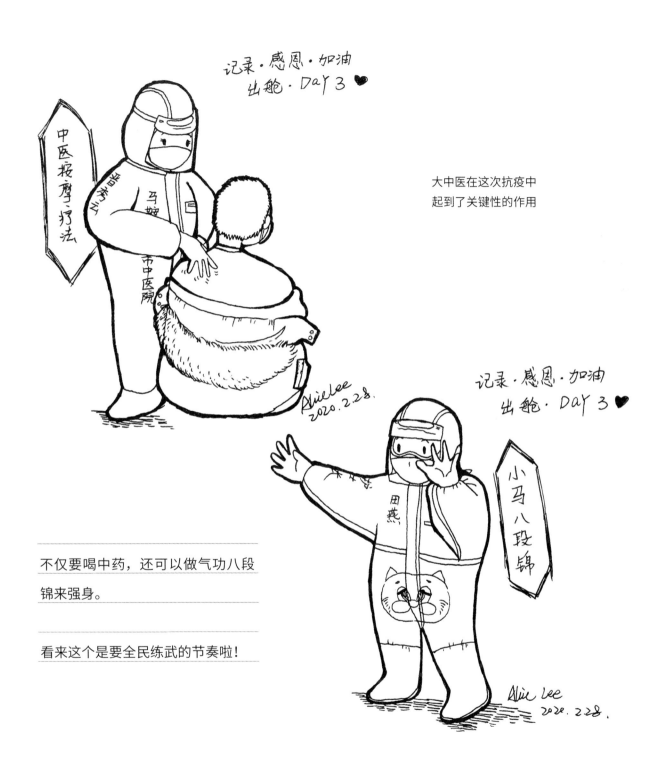

大中医在这次抗疫中
起到了关键性的作用

不仅要喝中药，还可以做气功八段
锦来强身。

看来这个是要全民练武的节奏啦！

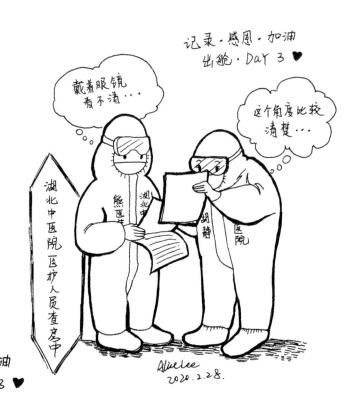

"你查这里，
把有不舒服的情况都记下来！"

对了，不能忘记我每天必须锻炼身体的运动之一——打开水！

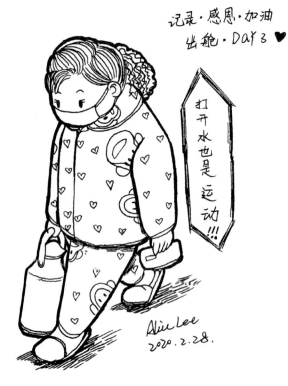

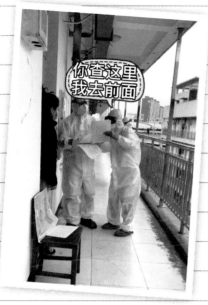

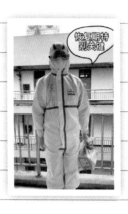

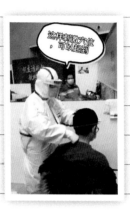

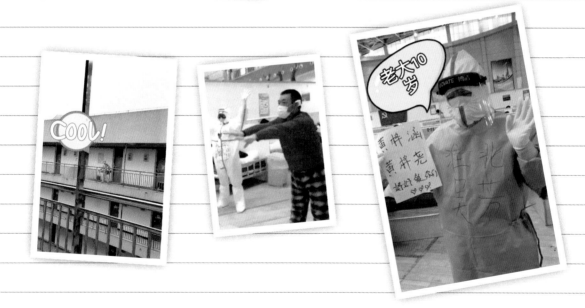

2020

02-29

晴

在武汉中心医院的朋友说，现在不仅是方舱和
隔离点在学八段锦，连他们重症区也开始练起
八段锦了！

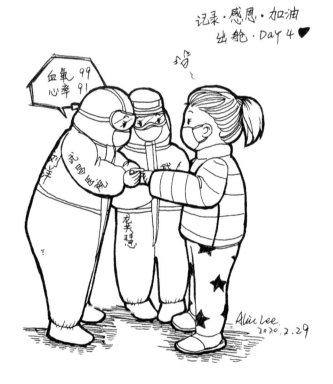

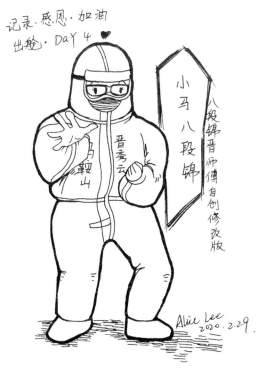

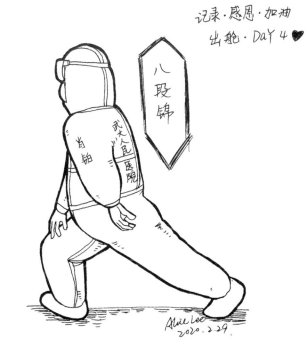

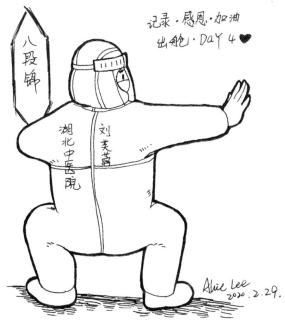

安徽马鞍山的晋秀云师傅还自己改良创新
了一套更易学的"小马八段锦"。

全民练武，练起来吧！

扫我观看
日记小视频

2020
03-01

多云

今天下楼打水时，看到一个病友在跟女儿视频。他跟女儿说："爸爸去打怪兽了，打完怪兽，爸爸就可以回家了……"这样暖心的一幕，真的是让我瞬间泪目。

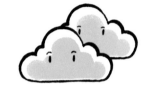

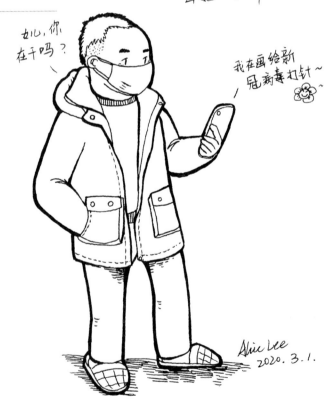

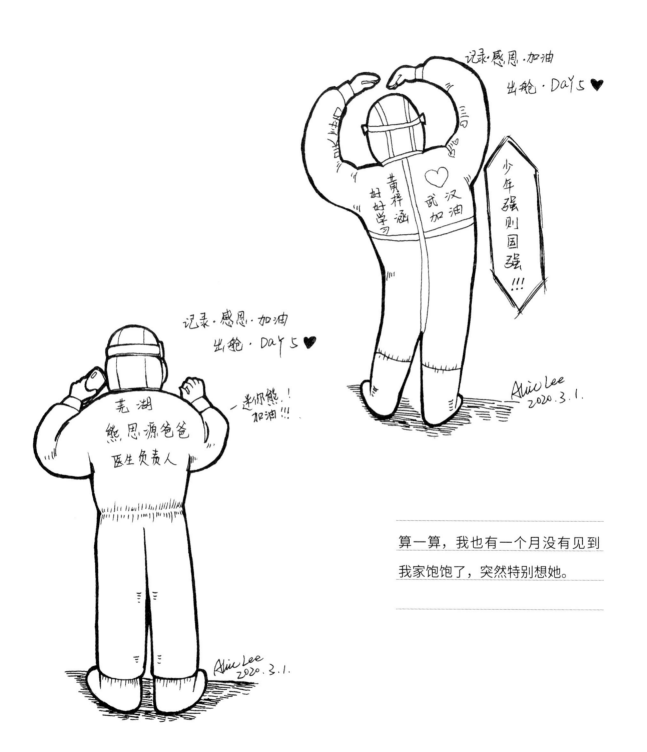

算一算，我也有一个月没有见到
我家饱饱了，突然特别想她。

但是，想到还有那么多来援助我们的外地医护人员，他们好多都是当爸爸妈妈的，一定也都特别想自己的小孩吧。

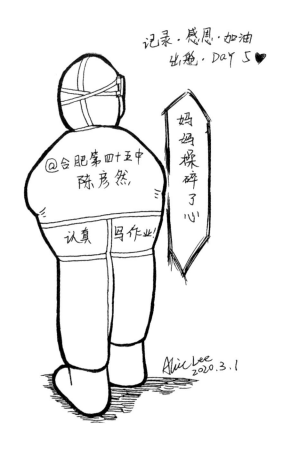

被问到远在家中的两个孩子，正在发药的她下意识地抱紧了手中的药罐

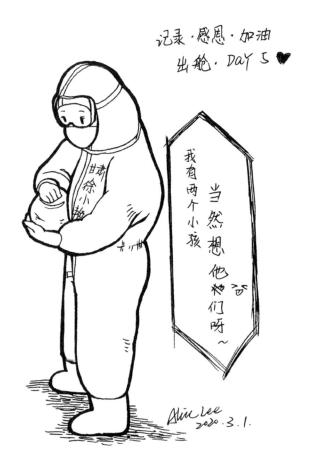

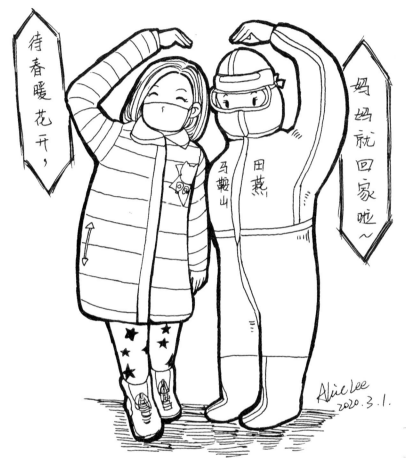

记录·感恩·加油
出轮·DAY 5 ♥

待春暖花开，

妈妈就回家啦~

马鞍山

田燕

Alice Lee
2020.3.1.

现在最大的心愿，就是一切都过去了，等到春暖花开，我们都能平平安安地回家！

2020

03-02

阴

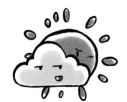

全民健身，八段锦来咯！

来，跟着我们湖北中医院的刘芙蓉医生
一起做起来吧！

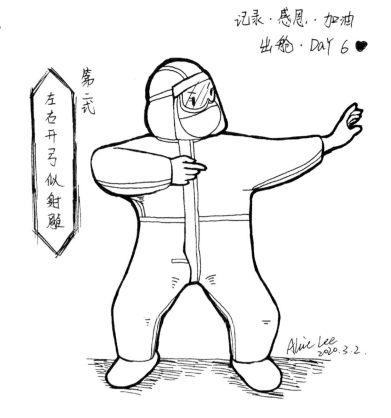

116

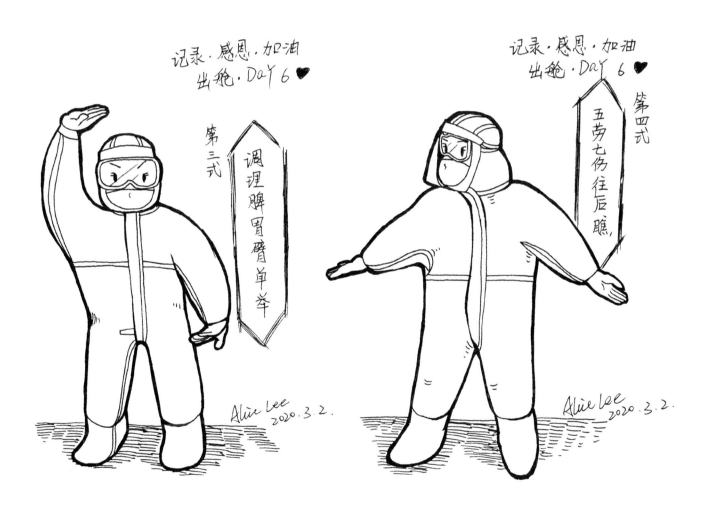

扫我观看
日记小视频

晚上，央视新闻又邀请我参加了一场网络直播活动，一起给武汉的"小石榴"

宝宝办了一个满月 PARTY，我"隔空"画了一幅画给"小石榴"当礼物。

因为爸爸妈妈都感染了新冠肺炎，"小石榴"一出生就住进了重症病房。每

天都由众多爱护他的医护人员照顾着他直到满月，还有很多善良的网友们，

每天通过云直播关心着"小石榴"，给他送去祝福。其实我自己跟"小石榴"

一样，也许感染了新冠肺炎是不幸的遭遇，但是却因此认识了那么多善良的

医护人员，得到他们的照顾，认识了那么多的网友，一直受到大家的鼓励，

这何尝又不是一种幸运呢？

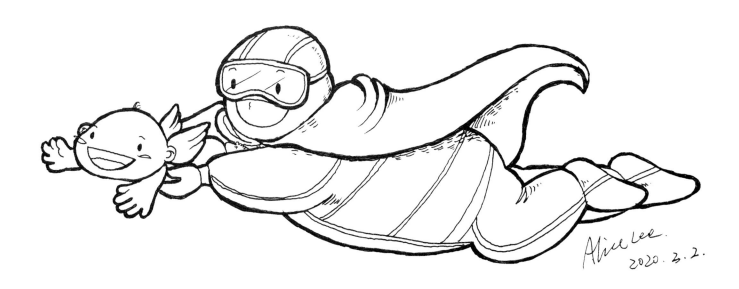

让爱飞扬·送给小石榴

2020

03-03

雨

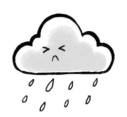

上次很多网友都说八段锦的上篇不
过瘾，今天我立马更新了八段锦的下
篇，来，走起！

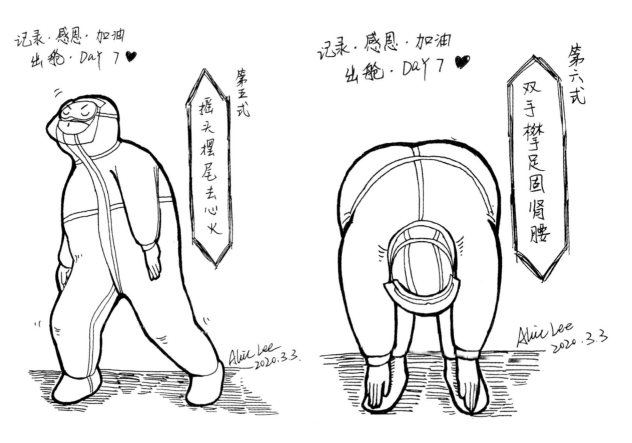

记录·感恩·加油
出舱·Day 7 ♥

第五式 摇头摆尾去心火

记录·感恩·加油
出舱·Day 7 ♥

第六式 双手攀足固肾腰

Alice Lee
2020.3.3.

Alice Lee
2020.3.3

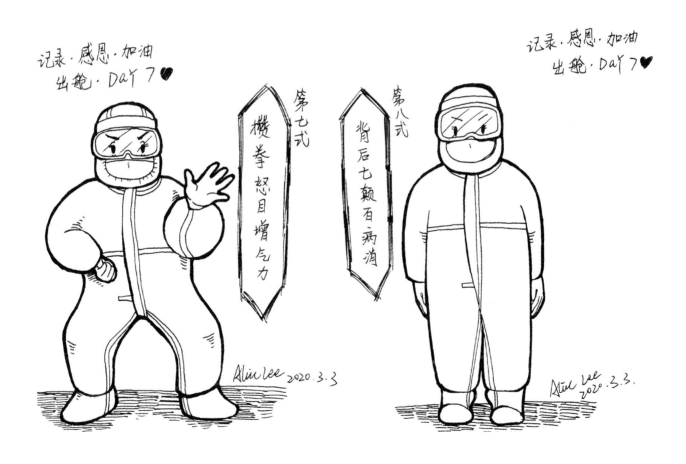

扫我观看
日记小视频

2020

03-04

雨

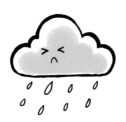

上帝给我们关一扇门，就会开一扇窗。

自从感染新冠肺炎后，反而每天都能接收到各种积极乐观的信息，让我每天都正能量满满的。

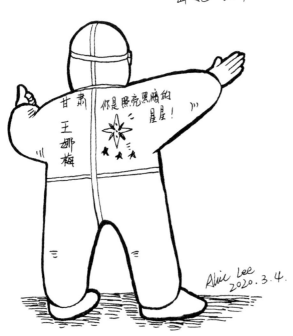

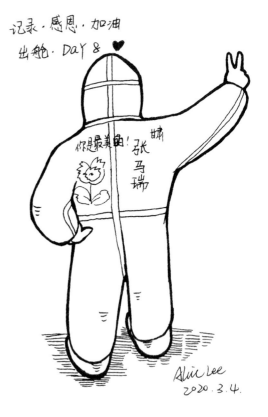

122

在武汉市中心医院后湖院区治疗的一个朋友跟我说，有这样一个病友，她身患癌症，一直做着化疗，头发都没有了，戴着一顶花帽子。

已经很不幸的她，这次也没能逃过——因为身体免疫力降低，感染了新冠肺炎重症。但是双重的打击不仅没有让她丧失对生活的勇气，反而激发了她强烈的求生欲望，她每天在甘肃医疗队的照顾下，一直保持着开心与乐观的心态，努力配合治疗，居然在短短一个月内，就已经接近出院标准了。

她的故事，更加给了我信心，保持乐观与积极的心态，是可以战胜任何困难的。

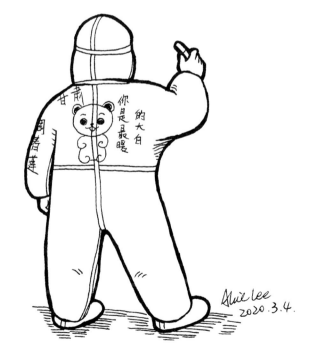

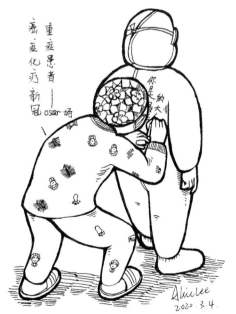

上午的时候，在隔离点收到了一份意外的礼物。

安徽师范大学美术学院的朱德义教授给我寄来了一盒油性彩笔、一盒签字笔和一个大大的速写本。

安徽师大美术学院的学生，还创作了一批抗疫的海报，送到了我所在的方舱医院，给医护人员和病友们加油鼓劲。谢谢你们！

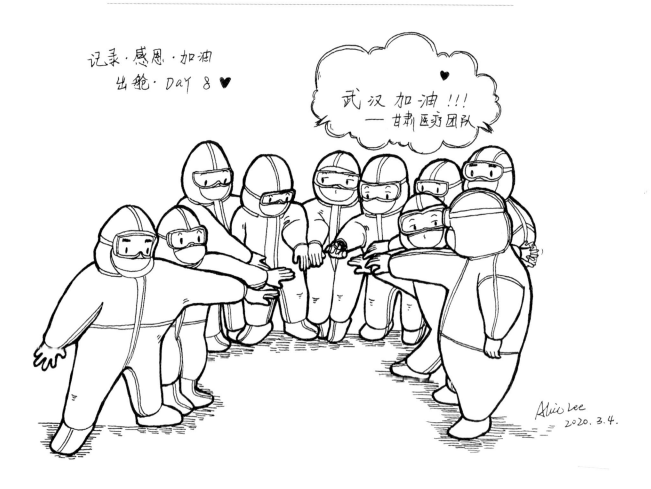

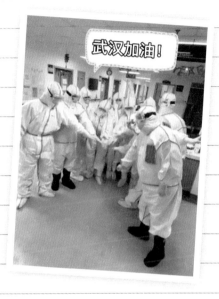

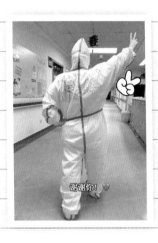

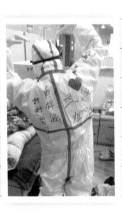

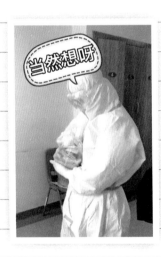

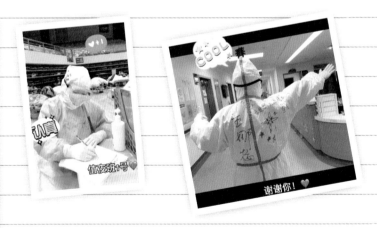

扫我观看
日记小视频

2020
03-05

晴

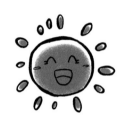

早上在抖音上看到广西护士朱家裕给我留言，她说看到我画的医护人员，觉得很可爱，很希望我帮她们画一幅画。于是我加了她的微信，听她说起她们那个舱里发生的有趣的事。

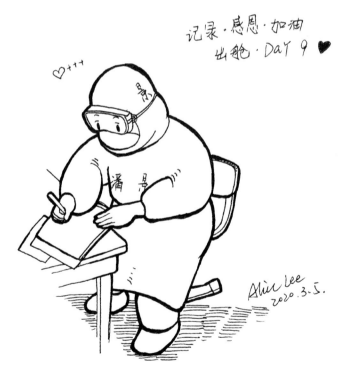

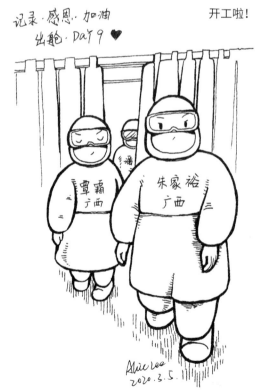

她们是来自广西的小护士：覃霜、潘景和朱家裕，在武汉洪山体育馆方舱照顾着那里的轻症患者，就和照顾我的医护人员一样，把自己无微不至的关爱与乐观积极的态度传递给了那里的每一个人。

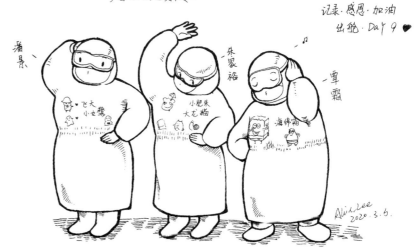

边上的这位，貌似有点不对？

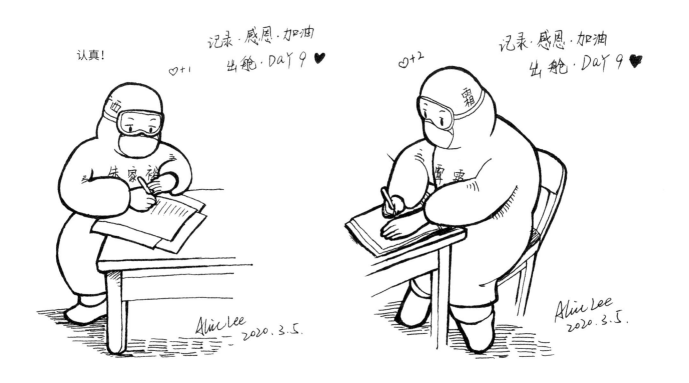

扫我观看
日记小视频

晚上 10 点半，本来保证要早睡早起的我，在网上突然刷到了一张让我十分感动的照片，于是我立刻从床上爬起来，把它画了下来。

照片是一位医护人员推着 87 岁的患者在去做 CT 的路上，看到了久违的夕阳，他们便停下脚步欣赏这难得的美景。

我一边画，一边想着，要把这夕阳改成日出，因为日出象征着希望。我希望，我们能健健康康地迎接往后每一个日出。

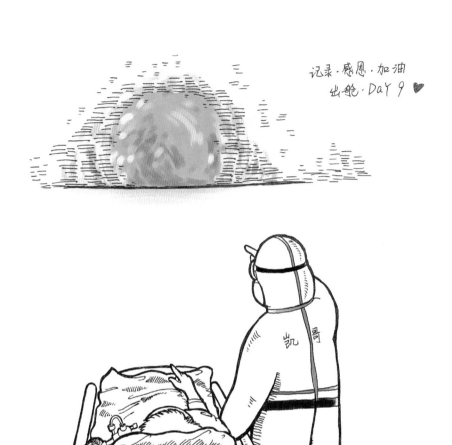

记录·感恩·加油
出舱·Day 9 ♡

Alin Lee
2020. 3. 5.

2020

03-06

阴

我所在的隔离点今天举办了一次心肺
测试的体能比赛！

是自愿报名参与哦，我们大部分人都
参加了测试。

记录·感恩·加油
出舱·Day 10 ♥

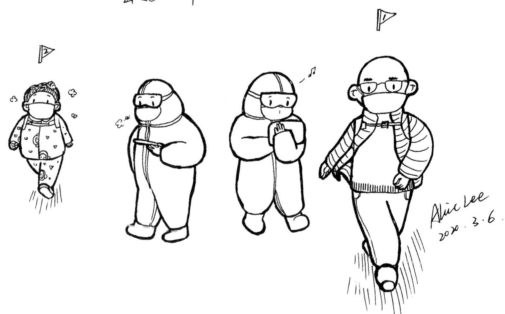

Alice Lee
2020.3.6.

这个测试可以测出每个人运动状态中血液的氧含量，知道肺部功能有没有损耗，还能测出心脏的状态是否正常。

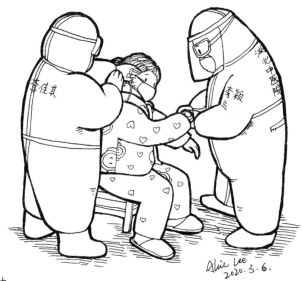

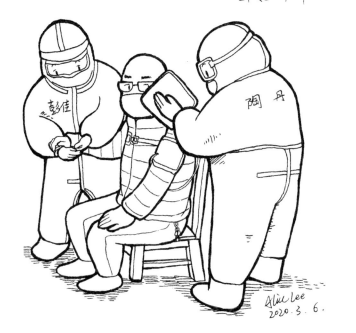

我的测试值一直都是 95+，简直不要太好，病友们调侃我说得了个"假新冠"。

今天真的好欢乐！

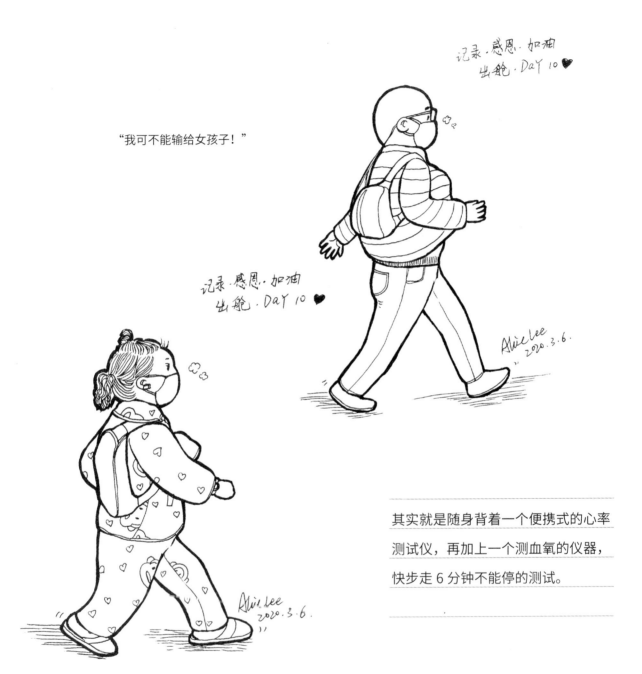

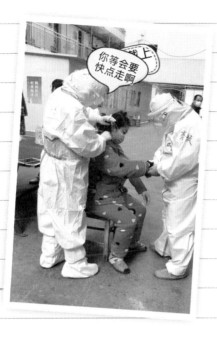

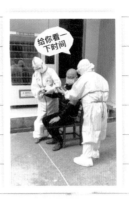

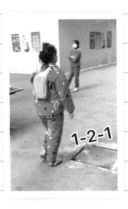

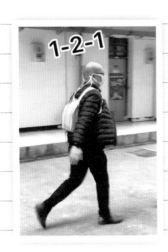

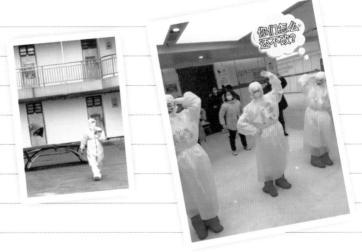

2020
03-07
阴

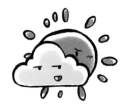

隔离第 11 天，在隔离点做第一次核酸检测，虽然已经不是第一次测，但还是有点紧张。

记录·感恩·加油
出舱·Day 11 ♥

记录·感恩·加油
出舱·Day 11 ♥

排队做核酸啦~

为下一个检查消毒

湖北中医院

Alice Lee
2020.3.7.

Alice Lee
2020.3.7.

医护人员小心翼翼地给每一位病人检测，检测完一个人，就进行一次消毒，然后认真地收好样本。

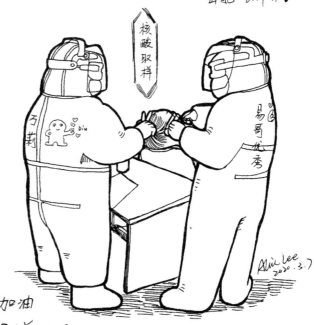

期待我的检测结果……

扫我观看
日记小视频

2020

03-08

晴

往年的今天，要么是在家里，要么是在公司，都会收到很多亲人和朋友的祝福，而今年，因为这场疫情，让我过了一个永生难忘的"三八节"。

我认识的好多医护人员都会把自己孩子的名字写在防护服上——陈彦然妈妈、果果妈妈……我能够体会到她们对孩子的思念，她们中，甚至有的孩子才几个月大……

记录·感恩·加油
出舱·Day 12 ♥

甘肃医疗队·她是勇士·

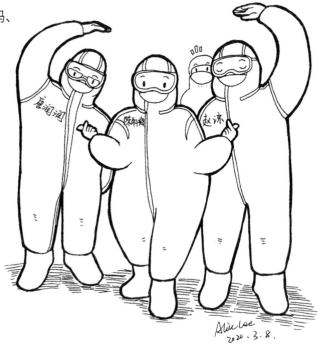

其实，这次奋战在武汉抗疫一线的医护人员有很多是90后甚至00后的小护士，在家里，她们自己都还是个孩子，会和父母撒娇，但只要她们站在岗位上，就能担当"撑起一片天"的使命。

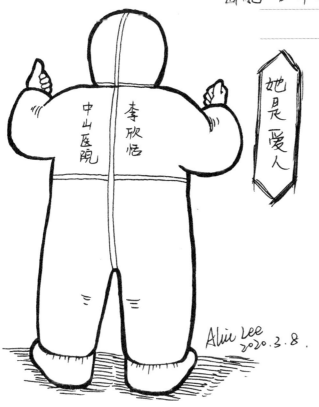

记录·感恩·加油
出舱·DAY12 ♥

她是爱人

中山医院 李欣恬

Alice Lee
2020.3.8.

前两天一个网友给我发了邮件，因为刚结婚没多久，妻子就来到了一线，他非常牵挂、担心自己的妻子，希望我能为他妻子画一张画，作为这次战"疫"的一个特殊纪念。

我自己也是妈妈，是女儿，从方舱医院到隔离点，有2万8千多名奋战在一线的女性，占了总数的一半以上。

今天下午，再次受央视新闻网络直播的
邀请，参与了一期"江城玫瑰"的特别
节目，当我能够对着镜头，向所有的女
性说一句"女神节快乐，你们辛苦了"时，
我真的倍感骄傲和欣慰！

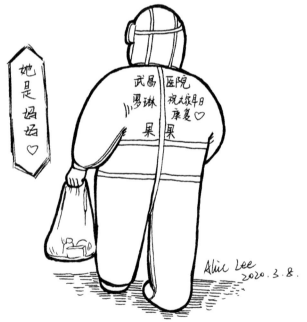

医护人员提着药袋，
给隔离人员发备用药

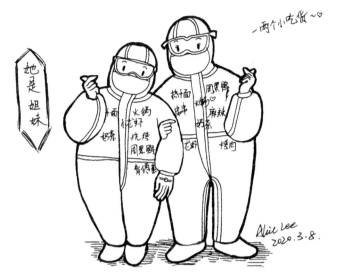

她是妈妈，她是女儿，她是爱人，她是姐妹，她是勇士，她是天使……

今天，祝所有的女性"女神节"快乐！

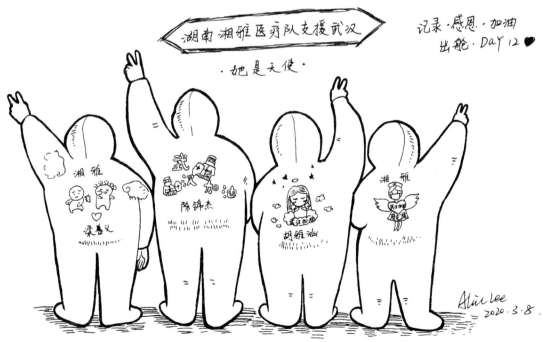

2020

03-09

阴

时间过得好快呀，今天是在隔离点做
第二次核酸检测了。

如果这次也是阴性的话，就说明我们
是真正康复了！

记录·感恩·加油
出舱·Day 13 ♥

下楼做核酸咯！

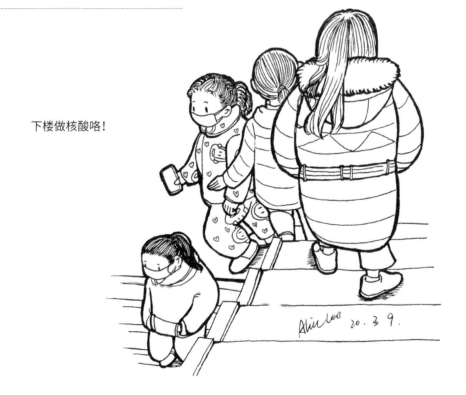

湖北中医院医护人员
在核酸检测准备中

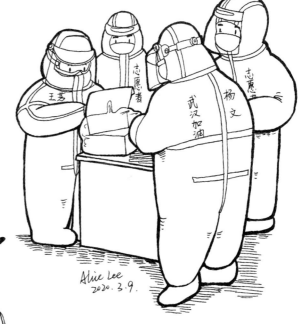

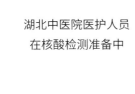

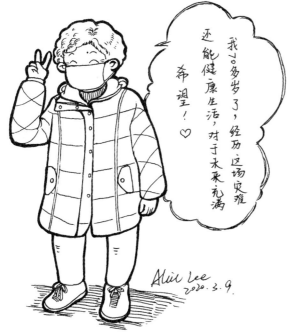

排队时，有一位70多岁的阿姨让我很感动。阿姨说："我已经70多岁了，如果经历了这场灾难，我还能健康地生活，对于未来，我充满了希望。"

阿姨的话一直萦绕在我的耳边……

记录·感恩·加油
出舱·Day 13 ♥

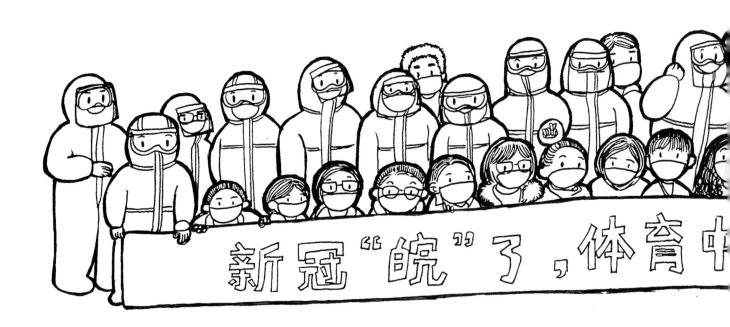

今天同样是非常值得纪念的一天：帮助我们恢复健康的沌口武汉体育中心方舱终于清舱了

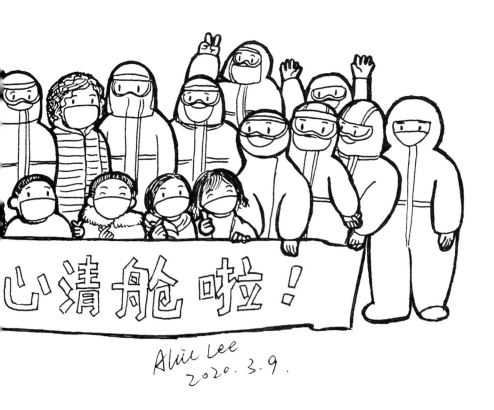

2020
03-10
晴

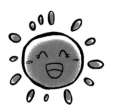

今天，是我在集中隔离点的第 14 天，在隔离点做的两次核酸检测，结果都是阴性，我知道，自己终于康复了，马上就可以回家啦！我也相信，从 1 月 23 日武汉封城那天起，武汉这座城市在所有"兄弟姐妹"的支援帮助下，到今天已经奋战 47 天，距离我们胜利的日子，也不远了。

今天，武汉还有一件大事——"习大大"来啦！在抗击疫情的关键时刻，他给武汉人民送来了必胜的定心丸。

今天大家都在群里转发"习大大"给武汉鼓劲的视频。视频中，"习大大"在东湖新城社区考察时，下车向居民拱手致意，这样的镜头在以往的媒体报道中都很少见。他对几个社区群众说："一定要有信心，一定可以克服这场疫情。"

简短却坚定的话语，给所有武汉人带来了无限的希望和信心，这就是我们的带头人、"中国号"巨轮的英雄船长，他心里面装着武汉人。

2020

03-11

雨

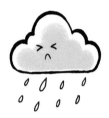

今天，隔离点发出了正式的通知，我们这里整个六层楼一百多个康复者，明早就可以离开隔离点回家了，我终于可以看见我的家人啦！想到这儿，我就忍不住想哭！

记录·感恩·加油
出舱·Day 15 ♥

记录·感恩·加油
出舱·Day 15 ♥

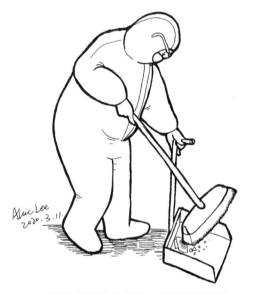

问他们叫什么名字，他们也不愿说

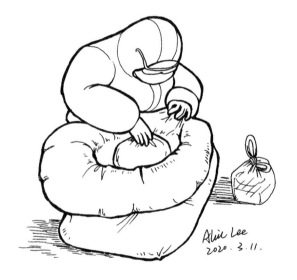

深夜，拾起一袋一袋走道上的垃圾袋

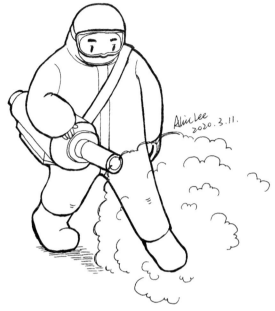

记录·感恩·加油
出舱·Day 15 ♥

AlinLee
2020.3.11.

每日的轰轰声，是不知名的
消杀小哥唯一的声音

感谢一直在隔离点照顾我的志愿者们，
谢谢你们。

我知道，从明天开始，这里还会迎来又
一批康复隔离者。我们可以回家，但隔
离点的医护人员、志愿者们还不行。

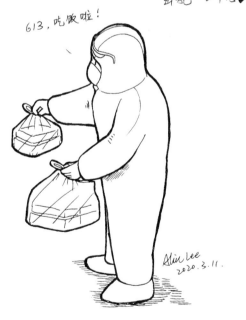

记录·感恩·加油
出舱·Day 15 ♥

613，吃饭啦！

AlinLee
2020.3.11.

把一盒盒热腾腾的饭菜，送到每个人手中

记录·感恩·加油
出舱·Day 15 ♥

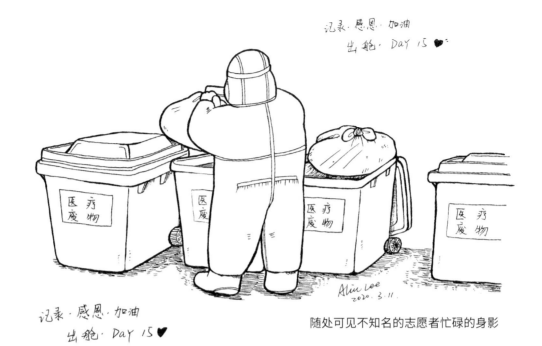

记录·感恩·加油
出舱·Day 15 ♥

随处可见不知名的志愿者忙碌的身影

阳光总在风雨后，好人终归有
好报。谢谢你们，志愿者们！

一遍又一遍清扫着走道，
一遍又一遍把楼梯拖得干干净净

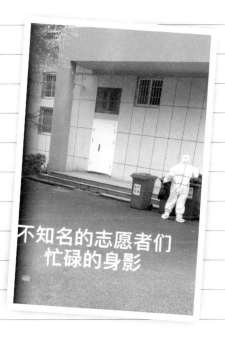

不知名的志愿者们
忙碌的身影

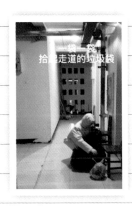

一袋一袋
拾起走道的垃圾袋

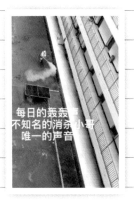

每日的轰轰声
不知名的消杀小哥
唯一的声音

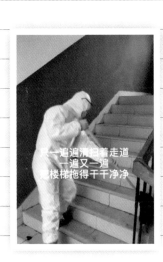

只一遍遍清扫着走道
一遍又一遍
把楼梯拖得干干净净

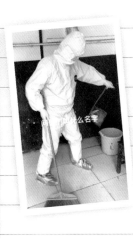

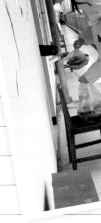

阿念的故事

扫我观看
日记小视频

阿念，这个比我小十几岁的小妹妹，可能很多人都听说过。在疫情暴发期间，26 岁的阿念和她 89 岁的外婆都被感染了新冠病毒。为照顾病情比自己更重的外婆，阿念毅然决然地从方舱医院搬进了火神山医院。不幸的是，外婆最终还是离开了人间。我画着阿念的故事，画着她要接她外婆回家，几乎是一边哭着一边画完的。

2020 年 1 月 24 日，是一家人团圆的日子——除夕。
很多人，一年忙到头，就在盼着这顿团年饭。

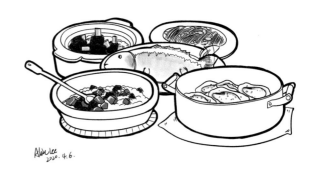

但就在前一天，武汉人的新春佳节被这场突如其来的疫情撕得粉碎……
2020 年 1 月 23 日，一千两百万人口的大武汉封城了……

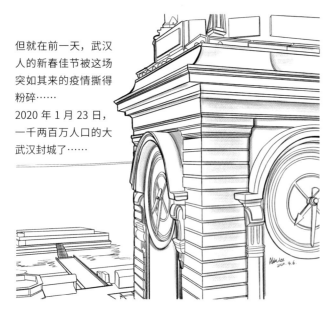

有人会说，用 20 多岁的生命，冒险去拯救近 90 岁的生命，值得吗？对阿念来说，这是她的外婆，是妈妈的妈妈！阿念，要带外婆回家。

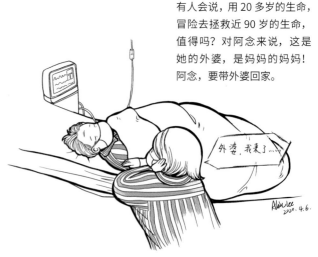

150

已经很多天不能进食的外婆，在阿念的照顾下，可以吃一点橘子了。

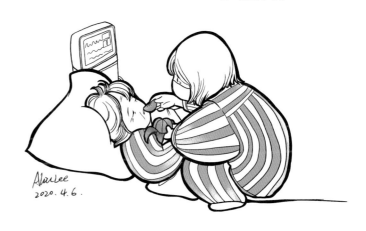

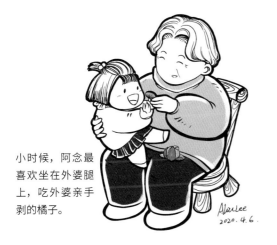

小时候，阿念最喜欢坐在外婆腿上，吃外婆亲手剥的橘子。

这一次，换我们 90 后守护世界！

阿念说，我不是什么"英雄"，我也会害怕，但外婆是我的亲人，我只是想像外婆照顾我一样照顾她，我要带她回家！

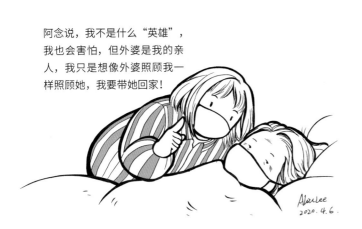

在这次疫情暴发期间，有不少曾经被照顾着、呵护着的 90 后突然"长大"了，成了支撑抗疫战线的主力军。他们有医护人员，有社工，有志愿者……他们的突然长大，让人心疼！

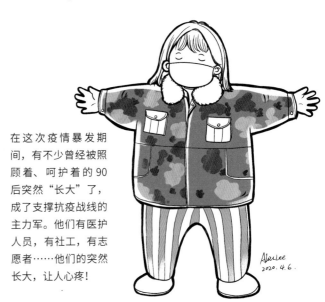

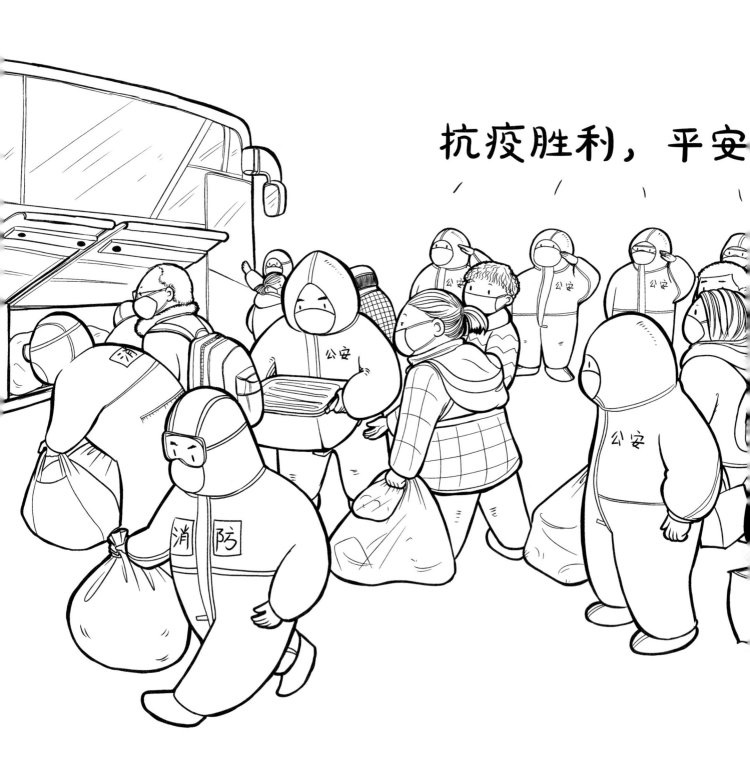

抗疫胜利，平安

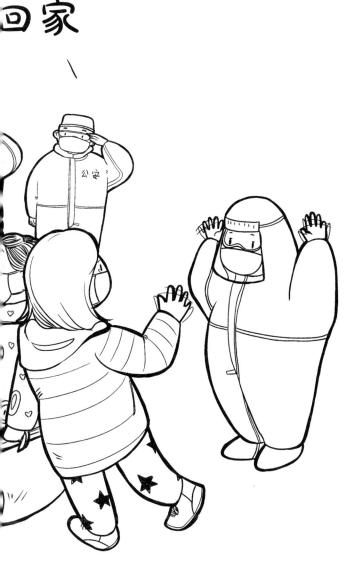

回家

04

回家

换我们 90 后守护这个世界！

从感染新冠肺炎住进方舱，到康复后转到集
中隔离点，再到隔离期满回家。
这一个月的经历胜似一生。
在与病毒斗争的这些日子，我们最牵挂的，
就是家人。

从医务工作者到志愿者，从公安到消防，从
社工到环卫工，还有许多来自各行各业、帮
助我们战胜这场疫情的背后英雄们，值得我
们像爱家人一样爱他们。

2020

03-12

晴

今天，我回家了。

为了纪念 2 月 25 日那晚，站在隔离点门口冒雨等待我们的公安民警，我今天专门为他们创作了一套手绘画。

是他们，在隔离点保护我们安全，为我们的康复筑起一道安全踏实的心墙。

我能做的事非常有限，但愿能用画笔记录下更多的点点滴滴，让大家能真正了解武汉发生的事，了解那些帮助过我们的人。

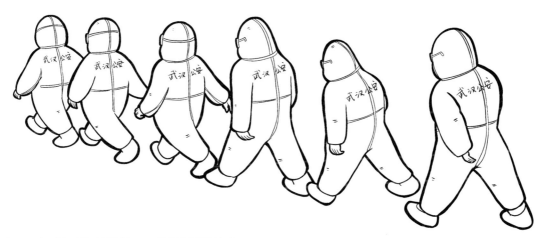

在武汉公安"大白"的护送下，我们离开了这个
住了 15 天的地方

2020 健康重启
回家·Day 1 ♥

有我们护你一路平安！

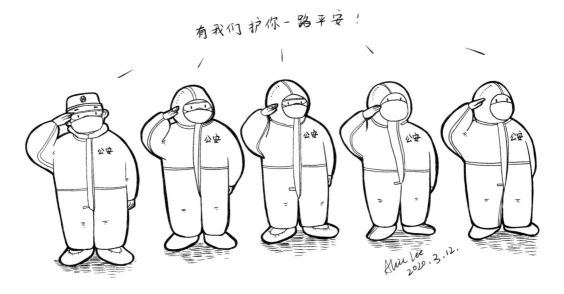

Alice Lee
2020.3.12.

155

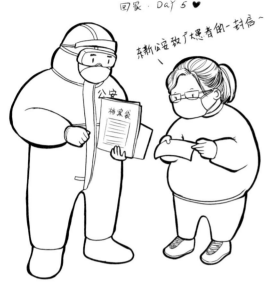

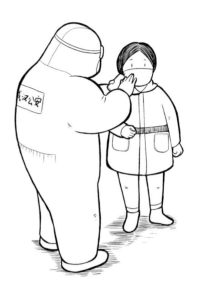

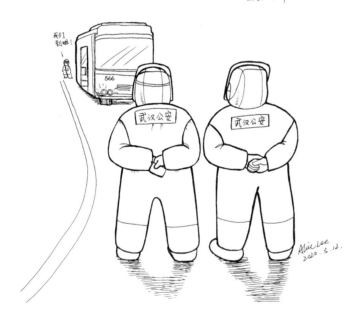

这是我的最后一张纸上手绘稿。纪念新生命的开始，纪念那些帮助过我的人

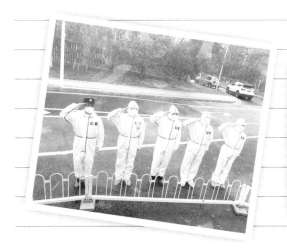

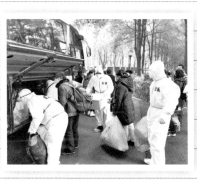

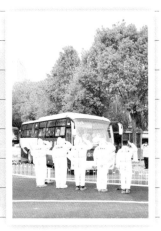

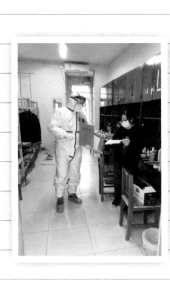

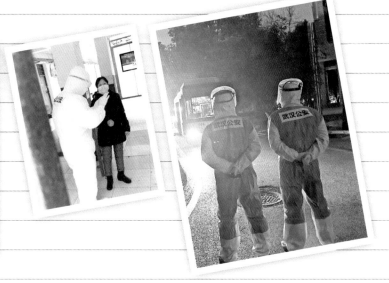

扫我观看
日记小视频

2020

03-13

晴

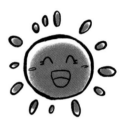

我没有办法一一画下每一个参与这场战"疫"的可爱的人，但他们

深入到每一个角落里，给大家送菜、送物资，事无巨细照顾着大家，

他们有一个共同的名字——志愿者。谢谢你们！

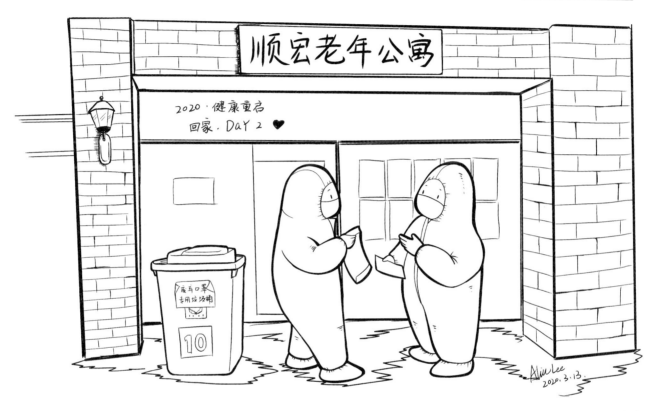

肖晓霞——武汉一名普通企业的员工，不顾家人
反对来到顺宏老年公寓当起了志愿者

朱立——本来过年时已经离开
武汉，却因为疫情，毅然决定
带着自己购买的物资返回，坚
持给一线运送物资

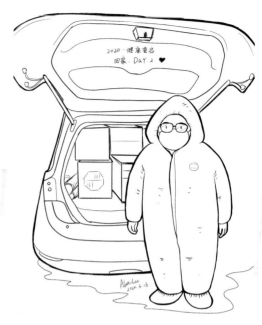

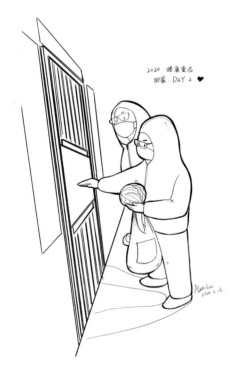

更多的，是像这样叫不出名字
的志愿者，他们大多连一件合
适的防护服都没有

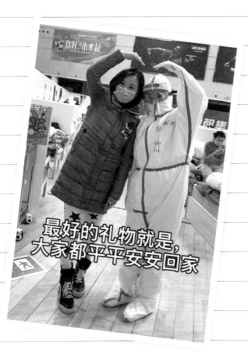

最好的礼物就是，
大家都平平安安回家

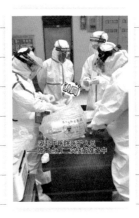

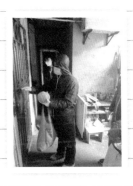

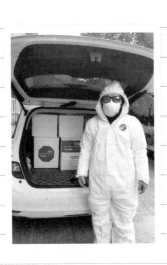

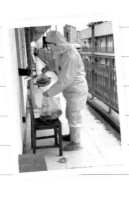

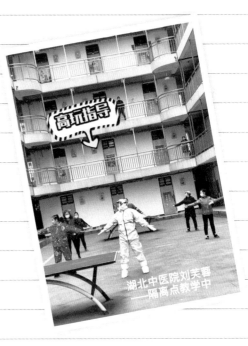

高玩指导

湖北中医院刘芙蓉
——隔离点教学中

2020
03-14

晴

2008 年汶川大地震时，意大利是首批援助四川的国家之一，他们第一时间派了 14 名急救专家驻扎重灾区，让 900 多名伤员转危为安。

"你曾滴答滴答，我必哗啦哗啦！"

今天，我们四川援意医疗队带着大批医疗物资出发了。

同一个世界，同一场战"疫"，意大利加油！

祈祷我们出征的"大白战士"，一定要平安归来。

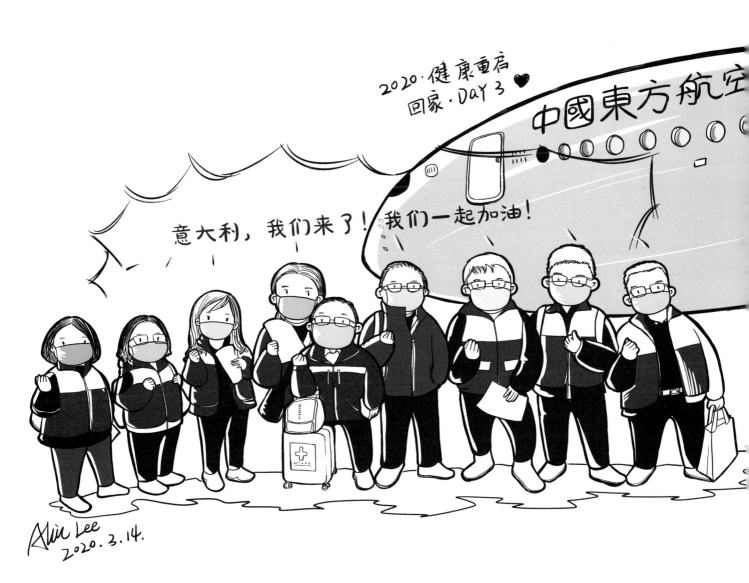

扫我观看
日记小视频

2020
03-15

多云

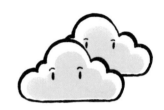

今天得知曾经在方舱照顾我的安徽医疗队队员，在清舱原地待命几天后，赶去支援武汉协和医院西院的重症区了。

这批"安徽队"的三百多名医护人员，大部分都很年轻，不少人没有护理危重症患者的经验，可他们却义无反顾地冲在了最前线。

在网上无意间看到这样一句话："曾经这个世界保护着我们90后长大，现在，换我们90后来守护这个世界！"说得真感人！

请你们一定要保护好自己，平平安安回来。

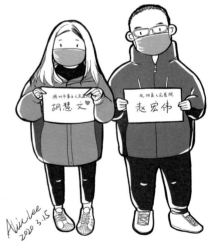

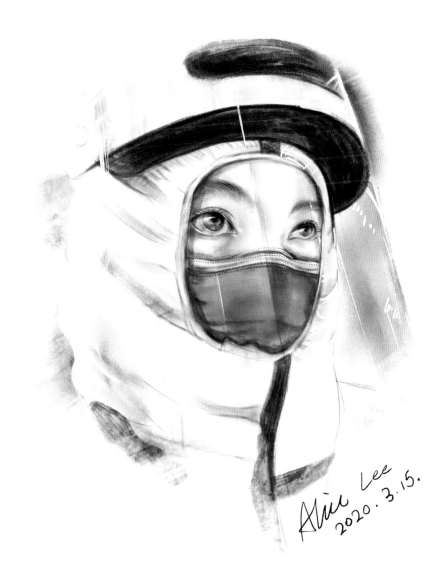

安徽医疗队的护士李倩

2020
03-16
阴

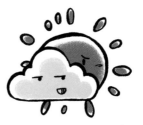

武汉红十字会医院，是最早一批发热患者定点医院，这里收治的也都是最早一批感染的重症及危重症患者。曾经一天病患的流量达到2000人左右，直到1月26日下午，四川援鄂医疗队的到来，才让红十字会医院摆脱了困境。

也许，我无法画出每一个四川援鄂的医务工作者，但我一定要说出让你们每一个人都听到的——"谢谢你们，与我们并肩作战！"

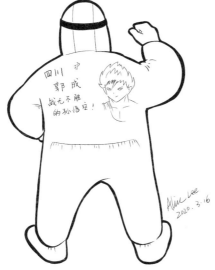

武汉，我们来了！

已经做好心理准备，现在
换我们90后来守护世界！

任务很重，心情沉重，
但我们会知难而上

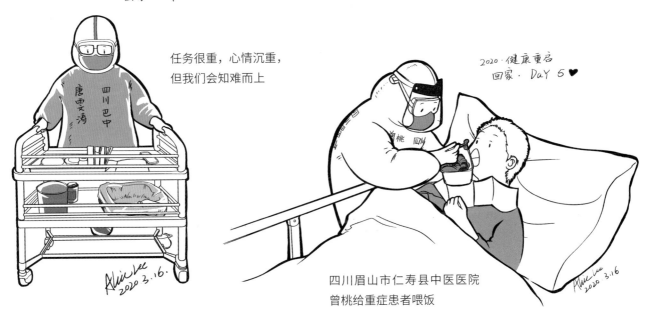

四川眉山市仁寿县中医医院
曾桃给重症患者喂饭

167

2020

03-17

多云转晴

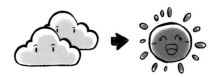

今天，全国各地的援鄂医疗队开始陆续返程了。

这说明，我们离胜利更近了。

有好多医护人员临行时哭了，他们不想现在就走，他们想看到武汉完全胜利的那天，他们觉得自己的使命还没有完成。

谢谢你们，为湖北拼过命！谢谢你们，为武汉拼过命！

2020·健康重启
回家·Day 6 ♥

陕西国家紧急医学救援队撤离武汉

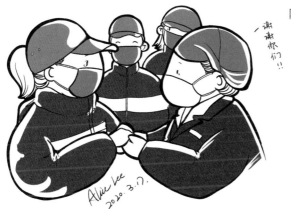

"只是觉得，这么离开，我们的使命还未完成……"

2020·健康重启
回家·Day 6 ♥

我们只是觉得，使命还没完成……

Alice Lee
2020.3.7.

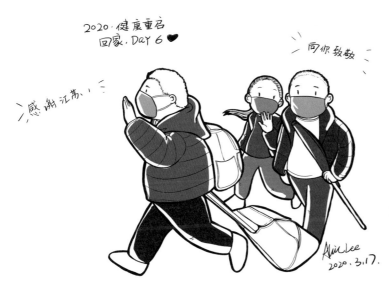

2020·健康重启
回家·Day 6 ♥

感谢江苏！

同你致敬

"我们国家终于扛过去了，
武汉人民真的很英雄！"

Alice Lee
2020.3.17.

2020

03-18

晴

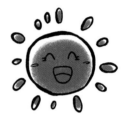

今天记录的，是这群没有豪言壮语、默默奉献、任劳任怨地穿梭在武汉大街小巷，干着最脏、最累的活，努力维护城市清洁的平凡英雄——环卫工人。谢谢你们！

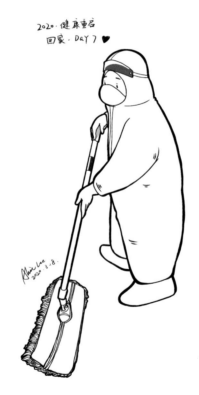

抗击在疫情第一线，确保每处都干干净净

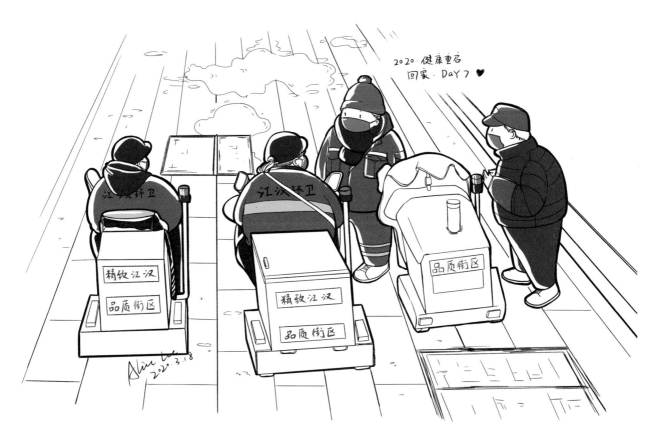

疫情面前不畏惧，你们是最美的环卫工人

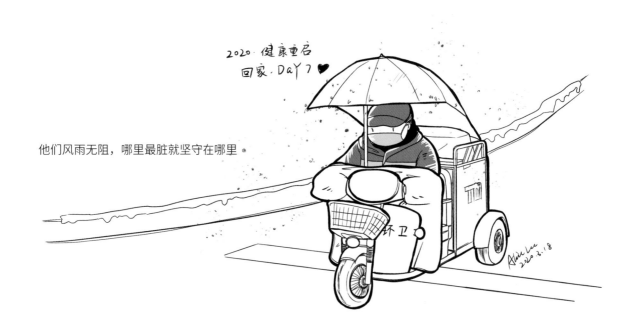

2020. 健康重启
回家·Day 7 ♥

他们风雨无阻，哪里最脏就坚守在哪里。

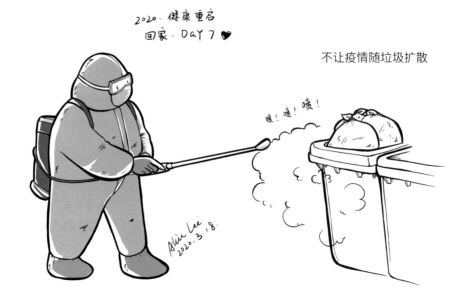

2020. 健康重启
回家·Day 7 ♥

不让疫情随垃圾扩散

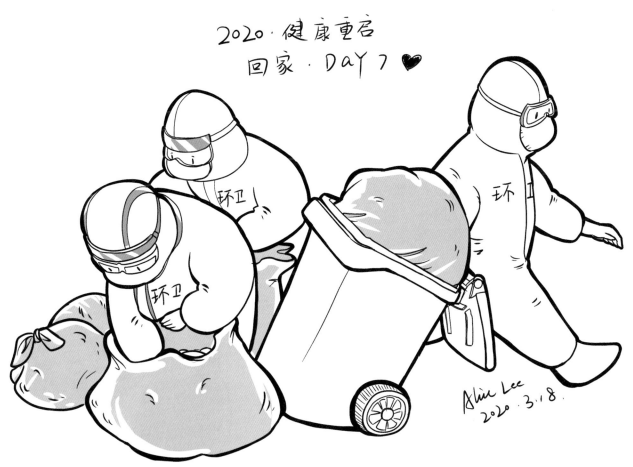

每天在方舱清理垃圾、默默奉献的环卫工人

扫我观看
日记小视频

2020

03-19

晴

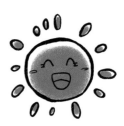

我住院的时候，是他们一直在帮我照顾着家人，给我爸爸妈妈送菜、倒垃圾。在爸爸妈妈去酒店隔离做检查的那几天，也是他们帮我照顾我的两只小鹦鹉——啾啾和嗨嗨。

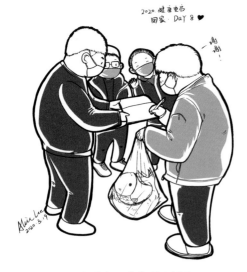

社区工作者送来一大条爱心活鱼

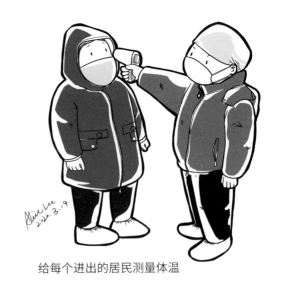

给每个进出的居民测量体温

他们深入到群众身边，做着看似简单却是很辛苦、很心累的工作。谢谢你们，社区工作者。因为你们，让我们生活有了保障。

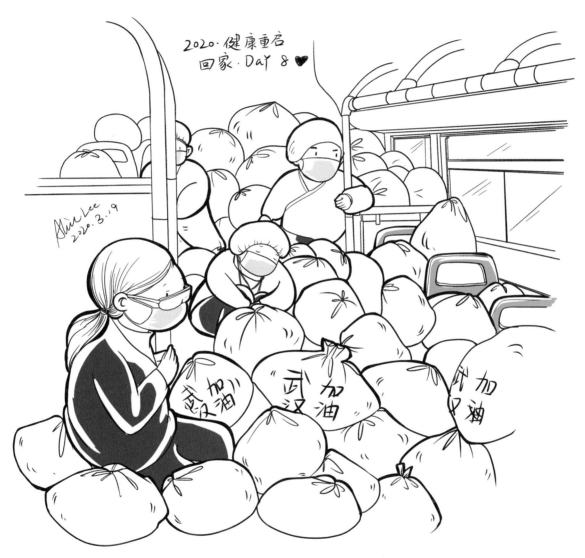

运送爱心菜的途中，在堆满爱心菜的车上，疲惫的社区工作者打了一个盹儿

扫我观看日记小视频

2020

03-20

晴

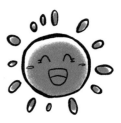

今天记录的，是我们武汉本地的医务工作者。

我一直不敢画本地的医护人员，因为要了解他们，真的很痛，很痛。

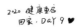

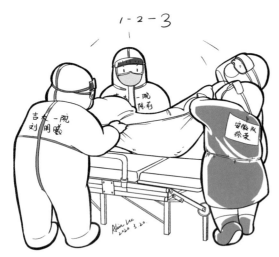

协和医院西院——来自三个不同地区的医护人员，
合力将重症患者抬到床上

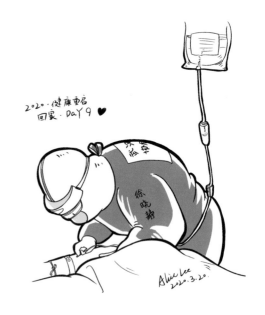

协和医院西院的徐晓静在为重症患者输液

他们经历了最黑暗、最无助的时期，直到来自全国各地的医护人员赶到才稍稍松一口气，现在，他们依然坚守在一线，与留守武汉的援鄂医疗队一起，守护着剩余的6000多名重症患者，为抗疫做着最后的努力。谢谢你们！

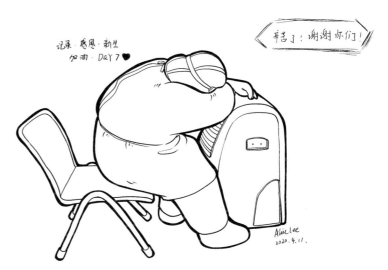

武汉科技大学附属天佑医院，超负荷工作的护士不敢睡觉，只能趴着休息

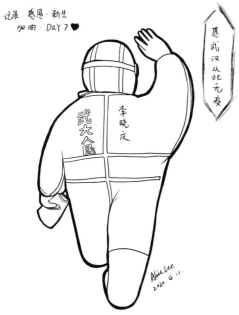

武汉大学人民医院医生李晓庆，在武昌方舱医院休舱时才敢稍稍喘口气

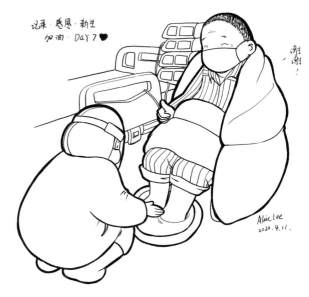

武汉协和医院 ICU 病房里，护士吴静静在帮重症患者洗脚

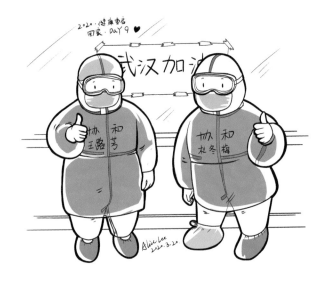

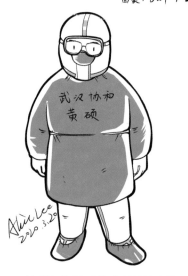

协和医院的两位妇产科医生，原本她们不愿留下姓名，在我的努力下，终于可以让大家知道她们的名字了

他们在为最后的胜利继续奋战

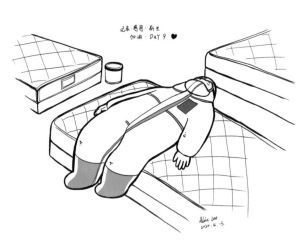

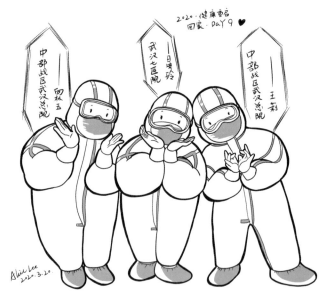

3月9日，是武昌方舱医院休舱的最后一天，湖北省人民医院的江文洋，穿着厚厚的防护服，如释重负地躺在了床上

第七医院的医护人员与中部战区武汉总院的战士一起并肩"作战"

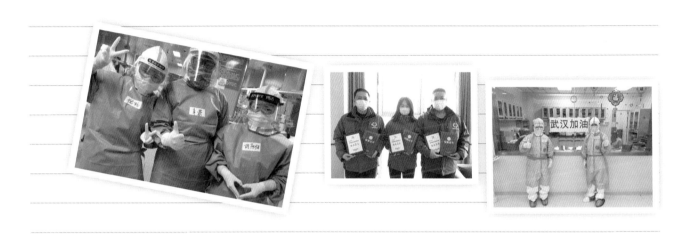

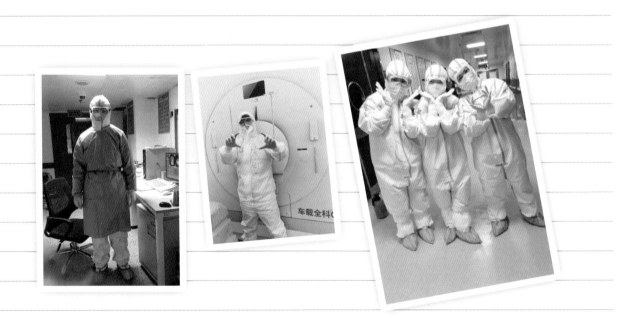

2020

03-21

阴转雨

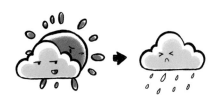

抗疫前线来了一批东北人……

在来自全国援鄂医疗队中的"黑龙江队"应该是最魔性、最欢乐的吧！

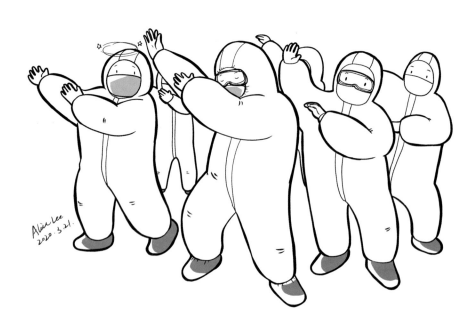

黑龙江医生郝仁义扭起大秧歌，
凭一己之力，成功"带偏"医
院的工作人员和病友。

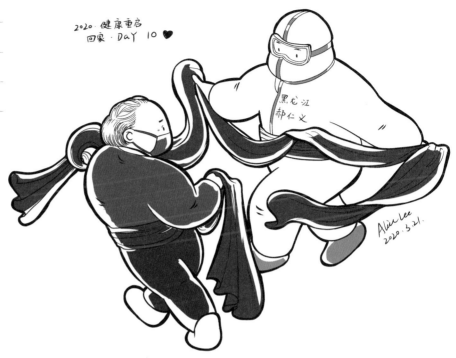

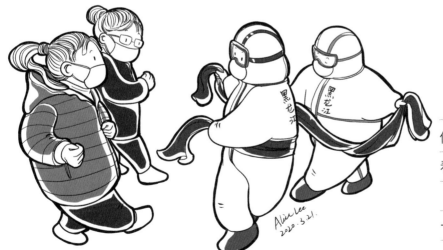

他们竟然从东北带来了红绸子，
看来是早有"预谋"，哈哈哈。

一支"东北队"，带来一城东北人！

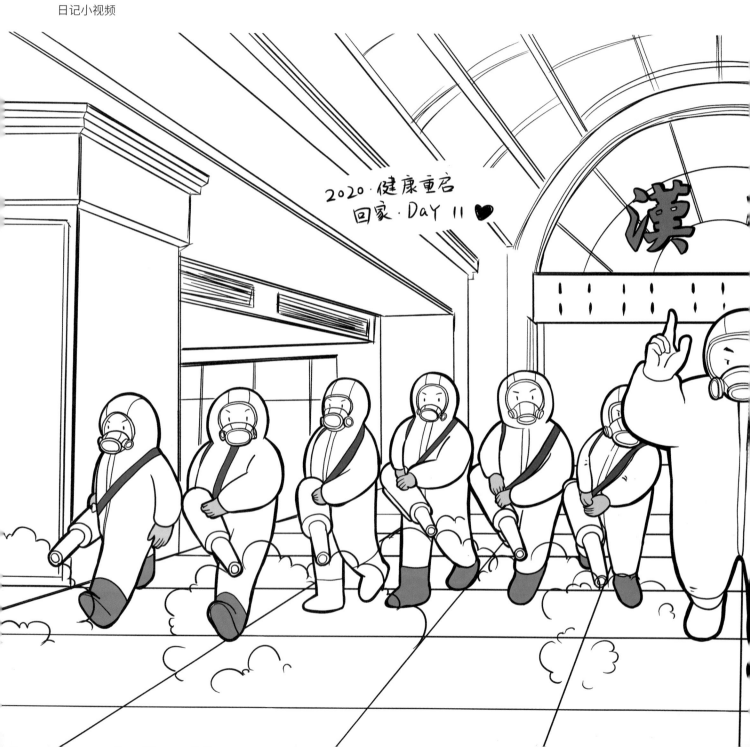

今天，蓝天救援队在汉口火车站进行全方位消杀，那场景，简直帅呆了！

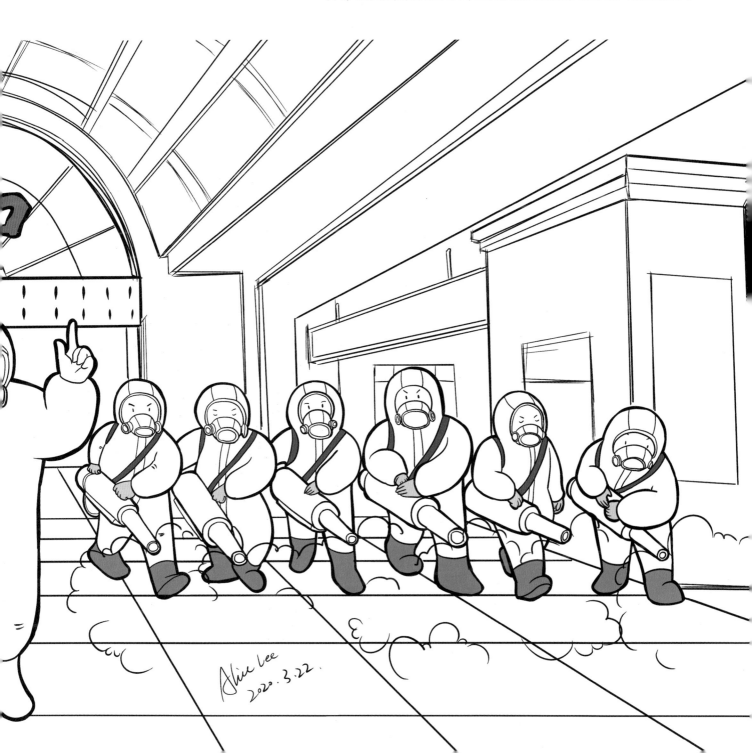

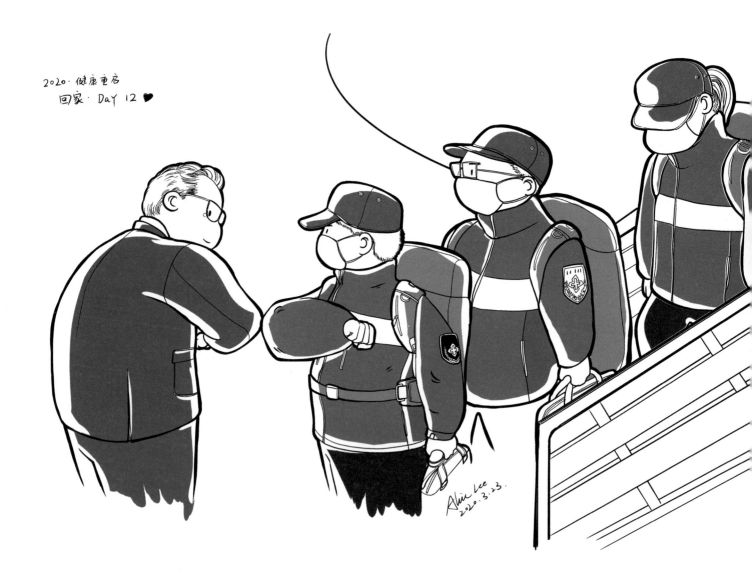

2020· 健康重启
回家· Day 12 ♥

184

2020

03-23

阴转多云

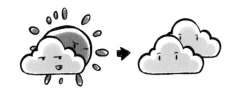

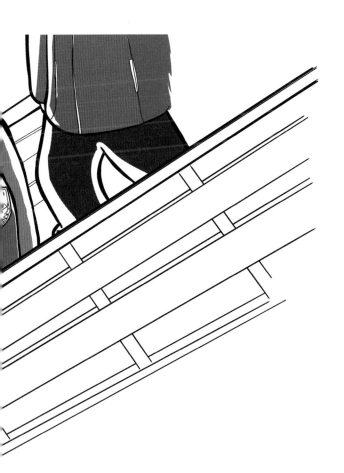

中国援助塞尔维亚的 6 人专家医疗队乘坐专机抵达塞尔维亚首都贝尔格莱德，还带来了中国政府紧急筹集的防疫物资。塞尔维亚总统武契奇在停机坪等候，与中国医疗队成员一一碰肘表示欢迎。真的被塞尔维亚总统感动到了，加油啊，老铁！

扫我观看
日记小视频

2020
03-24
阴转雨

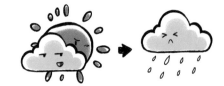

当医院来了一群被医疗事业耽误的"舞蹈演员"……

来援鄂的陕西医疗队看来都是参加过艺考的，他们竟然会
跳芭蕾舞、现代舞，还有民族舞，哈哈。

没错！个个都是多才多艺！

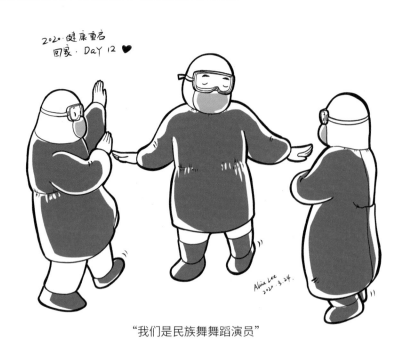

2020·健康重启
回家·Day 12 ♥

Alice Lee
2020·3.24.

"我们是民族舞舞蹈演员"

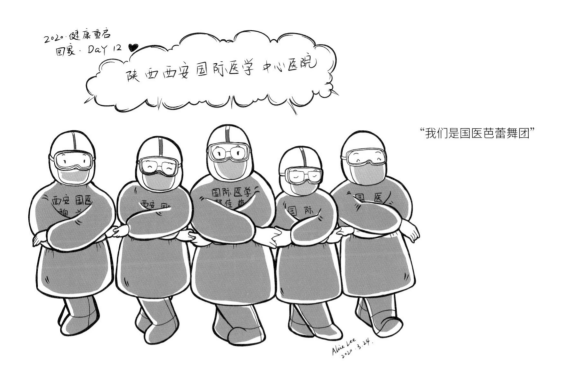

"我们是国医芭蕾舞团"

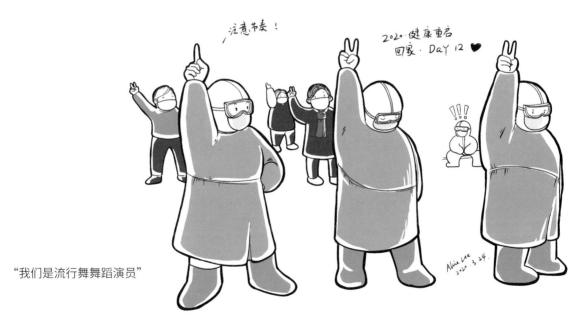

"我们是流行舞舞蹈演员"

2020

03-25

雨

今天，我得知曾在沌口方舱救治我们
的安徽医疗队，在武汉协和西院支援
重症区十天后，今天开始休整，到28
日就可以返程回家了。

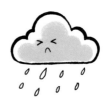

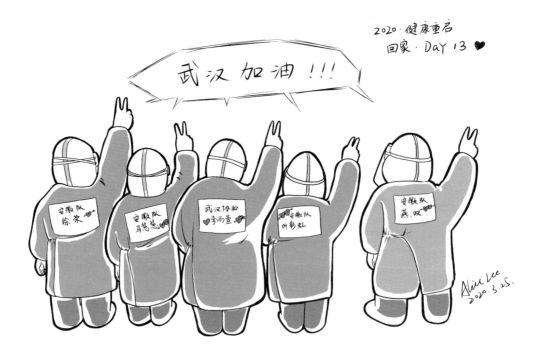

安徽亳州与黄山小分队

封舱后继续援助武汉协和西院的
安徽芜湖小分队

2020·健康重启
回家·Day 13 ♥

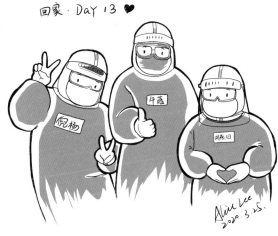

2020·健康重启
回家·Day 13 ♥

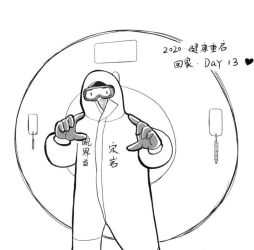

方舱的移动 CT 队

2020·健康重启
回家·Day 13 ♥

你们一定要再回武汉来呀!
我要带你们去吃热干面,去
游长江,去看看美丽的大武
汉,感受武汉人民的热情。

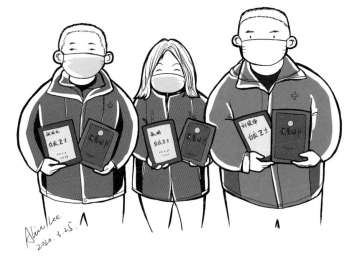

专家团解疑答惑队

189

扫我观看
日记小视频

2020

03-26

雨

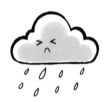

据说，在这次全国各地驰援武汉的医疗队中，属"江苏队"最硬核！

在武汉交警护送他们回家之前，有一群救死扶伤之后的"小迷妹"（医护小姐姐们），冲到交警面前，争着要和他们合影。还开玩笑地说："我能带走一个吗？"属实被"苏大强的女儿"乐到了，你们怎么这么可爱呢！

网上看到一句话"市开头的基本就是江苏队，县开头的基本也是江苏队，镇开头的可能也是江苏队，村开头的，那一定是江苏队！"（这个梗真的让我笑一天）

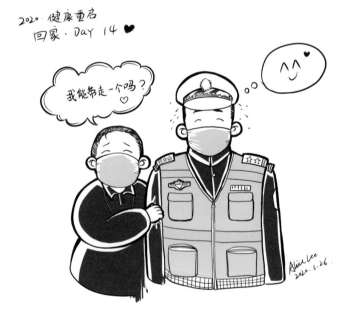

2020·健康重启
回家·Day 14 ♥

我能带走一个吗？♥

Alice Lee
2020.3.26.

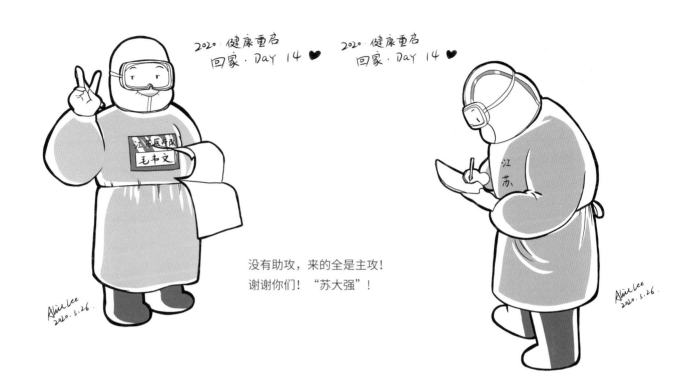

没有助攻，来的全是主攻！
谢谢你们！"苏大强"！

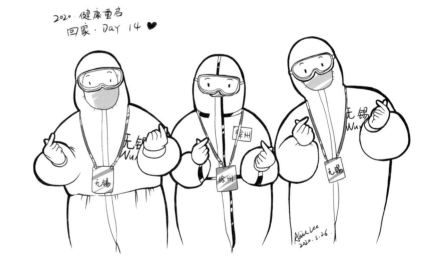

直到疫情结束，湖北人可能
仍不知道江苏到底派来了多
少医疗队。

"没关系，我们自己也不知
道！"（真硬核！）

2020
03-27
雨

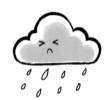

那个看夕阳的老人终于恢复了健康，出院前，他为救治他的医护人员拉了一首小提琴曲。

谢谢上海医护人员的努力，生命的伟大，让我们这么感动。

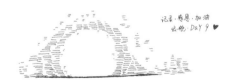

大半夜出发，在武汉奋战整整两个月，上海医疗队的拼搏，我们都看在眼里。

武汉胜则湖北胜，湖北胜则中国胜！

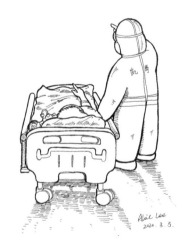

谢谢你们，为武汉拼过命！

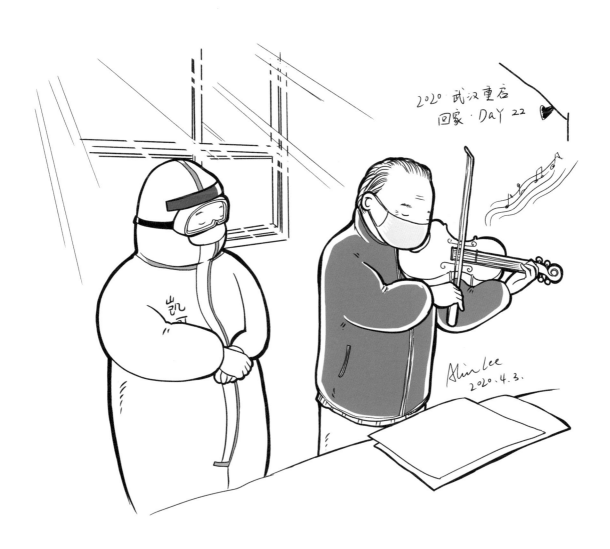

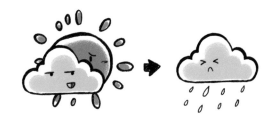

2020
03-28
阴转雨

2020·武汉重启
回家·Day 21 ♥

哇!~
这是谁?!

在家待了半个月，今天一早我去医院复查了，刚到医院门口就看到了芳芳，倍感亲切。我和芳芳聊了聊近况，大家都很想念彼此，甚至我们在排队等待核酸检测时也突然怀念起在方舱排队时的一幕幕。

早已没有了往日的忐忑，感觉检查结果也不重要了，能够呼吸到新鲜的空气，感受到万物的复苏，生命真美好！

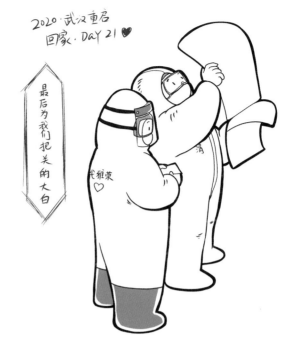

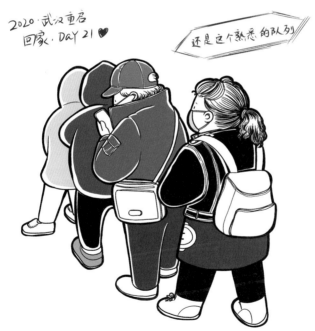

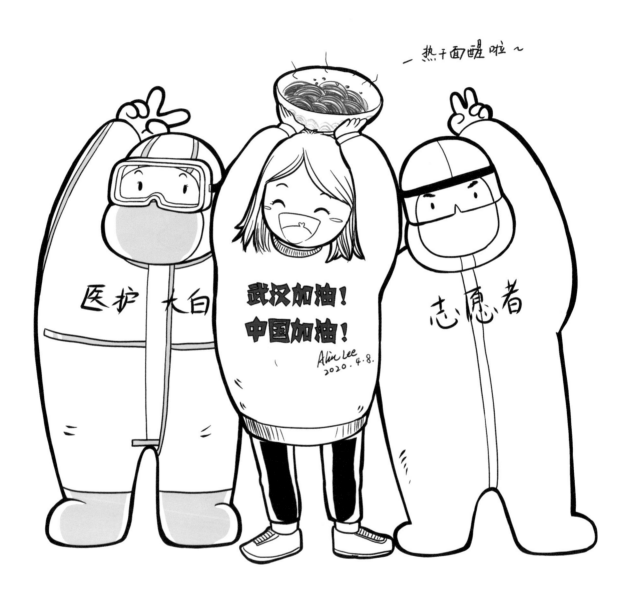

05

感恩

谢谢你们，为武汉拼过命！

现在和我一样治愈出院的朋友越来越多了。
我们一起经历过害怕与孤独，同样也感受到
了温暖与关爱。只要我们团结在一起，那么
离战"疫"胜利的日子就不远了。

为了向各方面支援一线的工作者们表达敬意
和感恩，除了在日记里绘画的部分，我又专
门补齐全国各地其他医疗队的故事。

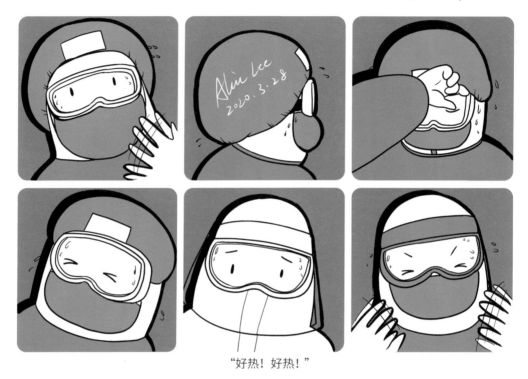

北京援鄂医疗队

3月26日，在武汉协和医院西院里，来自北京医疗队的小姐姐们，凑在一起"摸冰"降温，辛苦你们了。据了解，最近武汉的气温一度升高到25℃。穿着厚厚防护服的医护人员连续几小时不停地工作，经历着极为艰苦的闷热考验。

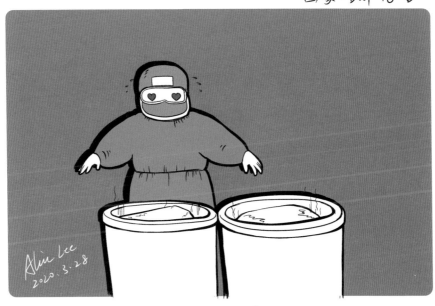

"哇，有冰！"

"我也要！"

"好舒服呀！"

2020·武汉重启
回家·Day 16 ♥

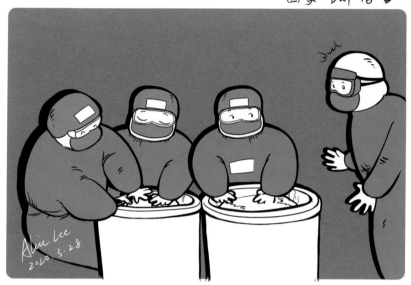

"好想喝雪碧!"

2020·武汉重启
回家·Day 16 ♥

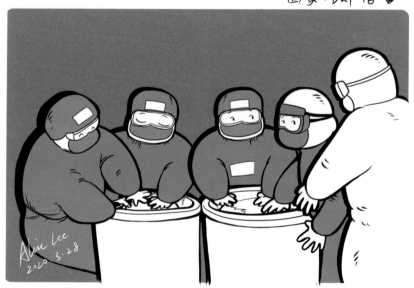

"好想把自己装进冰箱!"

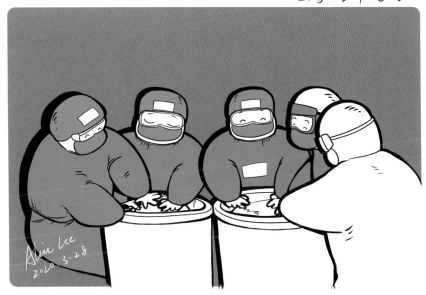

"好幸福！"

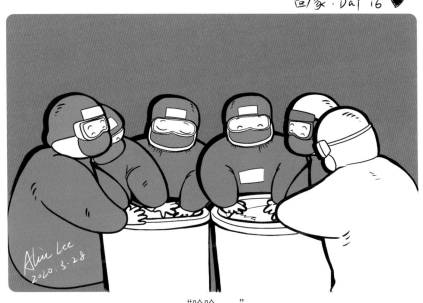

"哈哈……"

扫我观看
日记小视频

上海援鄂医疗队

在网上看到上海援鄂医疗队有两位护士小姐姐的小视频，觉得她们的对话和样子特别可爱，于是就画了下来。

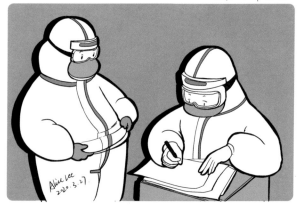

"葛件衣裳好看伐？" —— "好看好看！"

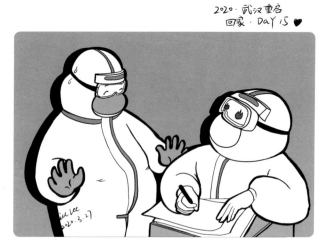

"侬要看额啊！" —— "好看啊！"

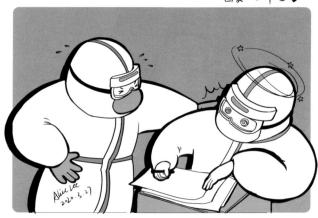

"侬要看额啊！"

"好看呀！"

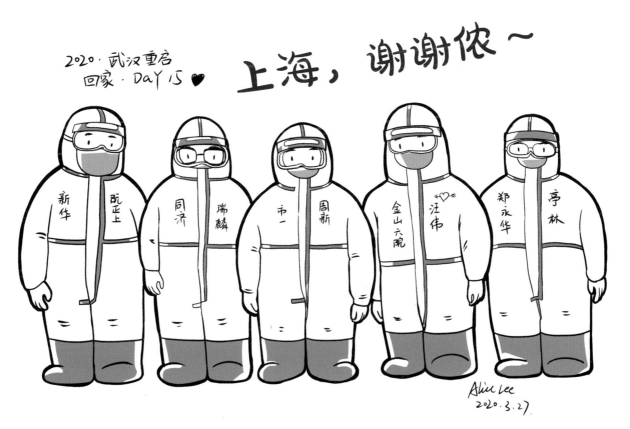

一直守护在武汉照顾重症及危重症患者的上海医疗队，谢谢你们！"沪"我周全！

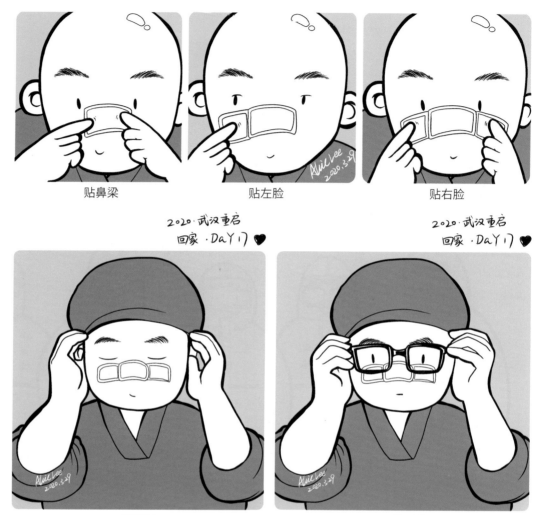

贴鼻梁　　　　　　　贴左脸　　　　　　　贴右脸

戴帽子　　　　　　　　　　　戴眼镜

浙江援鄂医疗队

浙江大学医学院的医护团队在投入工作前，进行了约半小时
的防护准备，全副武装，化身"大白"，进入病区"作战"。
哪有什么岁月静好，是一直有人为我们负重前行！

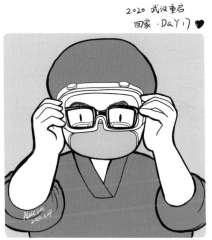

戴 N95 口罩

戴护目镜

戴手套

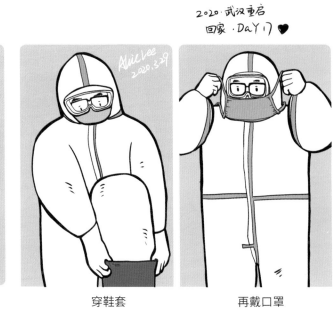

穿防护服

再戴手套

穿鞋套

再戴口罩

消防救援队

疫情期间从泉州坍塌酒店废墟中全力搜救幸存的人，只要有一线生机，就付出百倍的努力！他们是中国消防救援队！

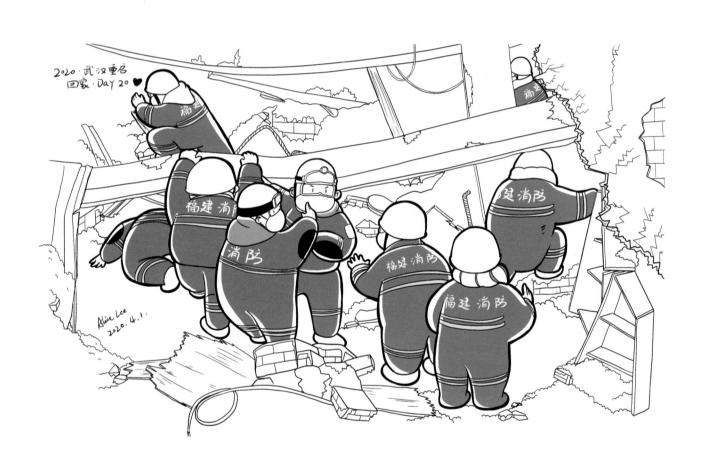

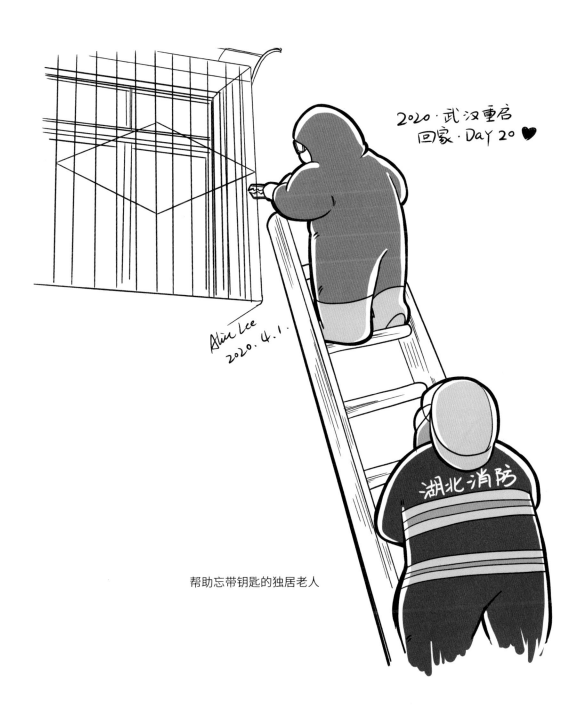

帮助忘带钥匙的独居老人

争分夺秒运送物资

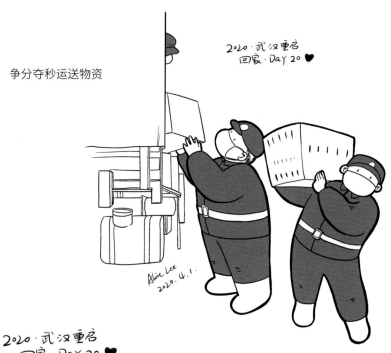

2020·武汉重启
回家·Day 20 ♥

2020·武汉重启
回家·Day 20 ♥

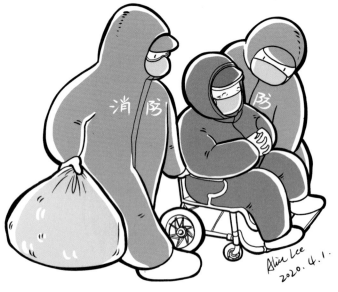

在疫情中帮助人员转运

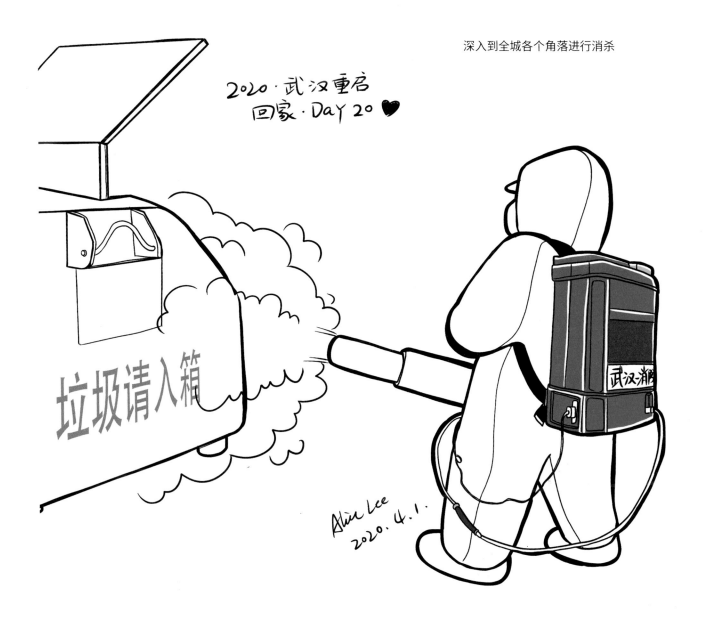

深入到全城各个角落进行消杀

扫我观看
日记小视频

广东援鄂医疗队

广东援鄂的医护人员为了能快点把危重症患者送进 ICU，推着病人拼命奔跑，即便在奔跑中防护服被撑裂了，他们依然奋不顾身地往前赶，他们这么伟大，我们永远铭记！"广东队"已经陆续返程，但，王烁医生的生命定格在了武汉，谢谢你们，为湖北拼了命！

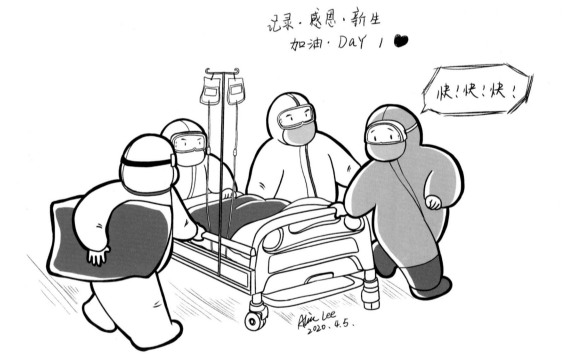

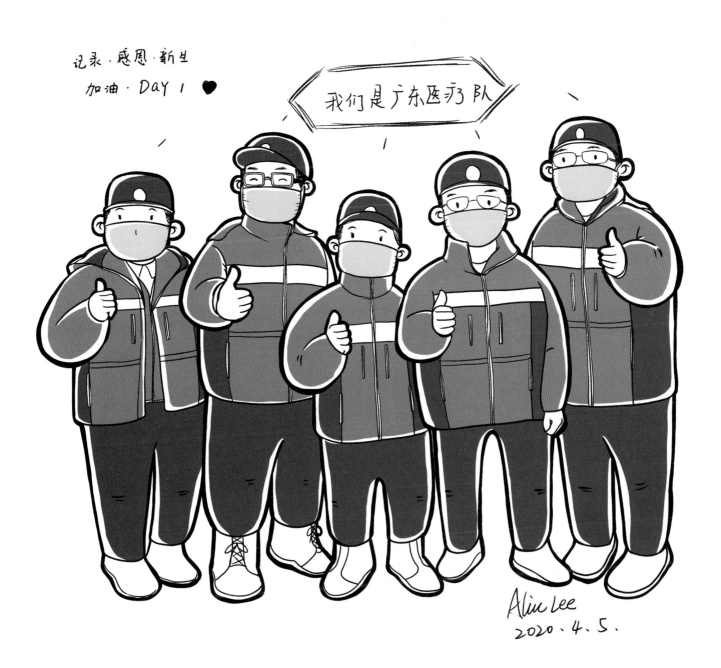

记录·感恩·新生
加油·Day 1 ♥

我们是广东医疗队

Alin Lee
2020.4.5.

山西援鄂医疗队

"山西队"的小哥哥和小姐姐们在武汉市肺病医院重症区的宣传栏里贴上了为病人画的画，他们希望无论是谁，看到之后心情会变得更好。

山西医疗队还支援了光谷方舱，他们拼"晋"了全力，硬核援鄂，谢谢你们，山西医疗队！

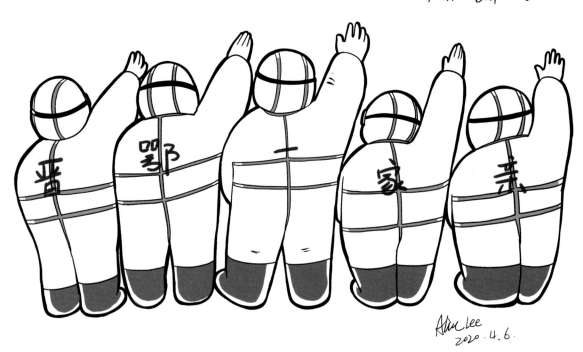

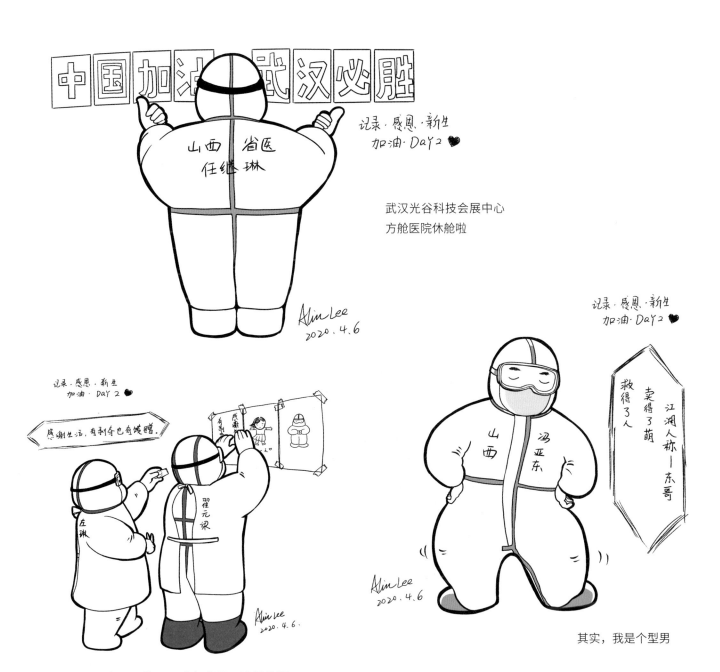

武汉光谷科技会展中心
方舱医院休舱啦

"我们给病人画了些画，贴在这里，希望他们
看到后心情会变好"

其实，我是个型男

扫我观看
日记小视频

山东援鄂医疗队

援助湖北黄冈的山东医疗队，从大年初一转入战场，一直奋战
坚守到 3 月 21 日，黄冈"四类人员"全部清零。

英勇的山东医疗队队员回家了，湖北人感谢你们！

一起回去的还有……整套初中的《黄冈密卷》！！

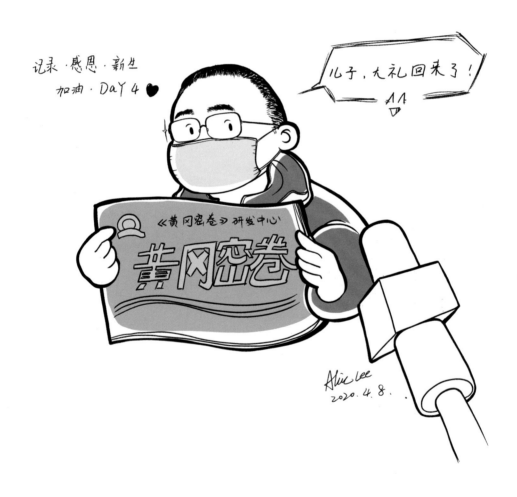

就在我们准备庆祝胜利的时候，有一位医务英雄却倒在了家门口，她就是山东省第一批援鄂医疗队队员，齐鲁医院护师张静静。此时，离她与家人相聚仅一步之遥。武汉人不会忘记你！

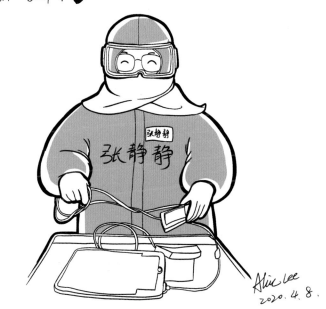

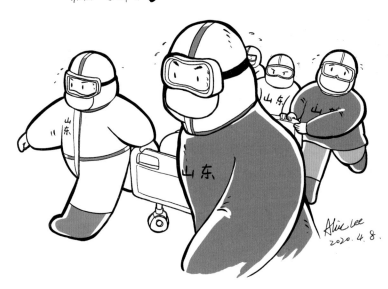

扫我观看
日记小视频

河南援鄂医疗队

河南医疗救援转运队是一批来自河南急救中心的队伍，他们45 天内累计转运病人 2525 人，平均每辆救护车行驶里程都在2000 公里以上。足迹遍布武汉市同济医院、雷神山医院、火神山医院等。

记录·感恩·新生
加油·Day 5 ❤

那有什么岁月静好, 是一直有人为我们负重前行！

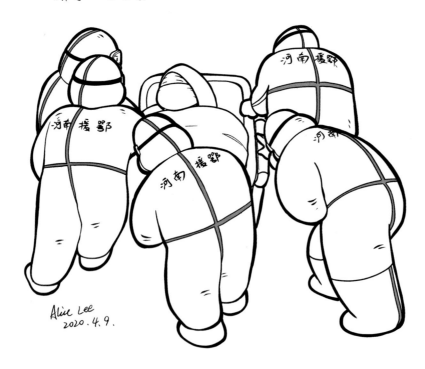

Alice Lee
2020.4.9.

216

经历 22 天的奋战，直到武汉江汉方舱顺利休舱！为了实现医护人员零感染、患者零死亡、治愈患者零复发、上千名患者零投诉，他们是患者心中的"定海神针"！

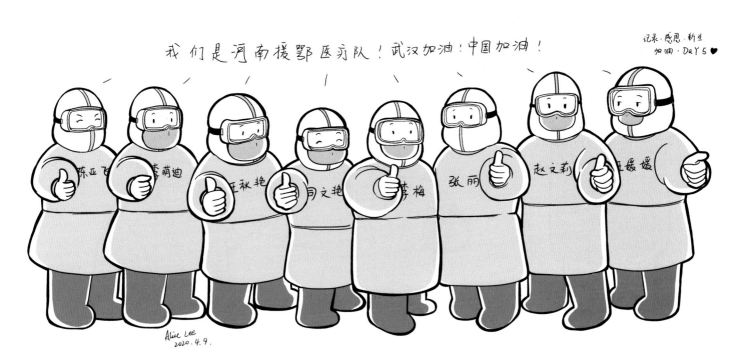

扫我观看
日记小视频

海南援鄂医疗队

这是一个网友发给我的照片，照片上的医生叫陈思齐，是援鄂医疗队中的一员，她来自海南。而发照片的这位，是她的队友郭天阳医生。他们说很喜欢我的画，希望留下珍贵的回忆。谢谢你们的"琼"尽全力，谢谢你们的英雄凯旋，海南天使援楚天，江海相连白云边，感谢你们在武汉协和医院西院奋战的日日夜夜。

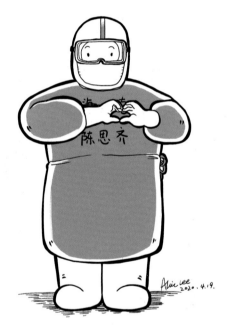

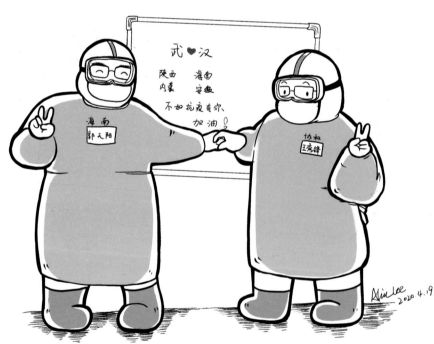

青海援鄂医疗队

扫我观看
日记小视频

空荡荡的方舱医院里，两名医护人员身着蓝色的防护服，坐在病床前，其中一人将头轻轻靠在同伴的肩上。

这天，是武昌方舱休舱的日子，在最后一名病人的核酸检测呈阴性后，来自青海的两名小护士，终于可以好好休息了。

大白，辛苦了！

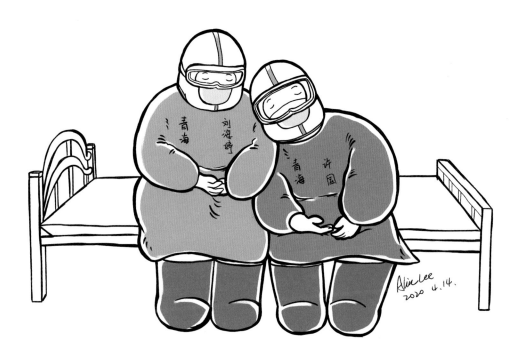

江西援鄂医疗队

九江市第一人民医院重症监护室副主任邹颋作为第二批支援湖北的医疗队队员，随江西省对口支援随州市医疗队赴鄂支援。

邹颋所在的重症病房都是确诊的新冠肺炎重症患者，所有危重症患者都上了呼吸机，病房里病毒气溶胶浓度非常高，医护人员必须要进行三级防护后方可进入病房。

他说："我是一名重症监护室医生，湖北疫情严重、人手短缺，国家需要我就得上，救治患者是我的职责和使命。"

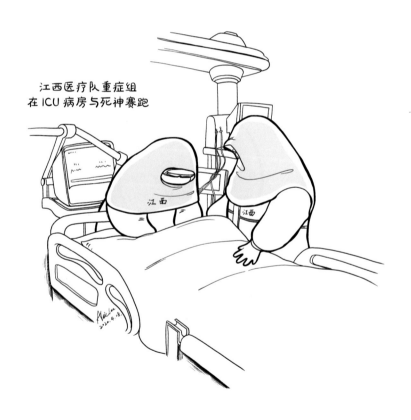

江西医疗队重症组
在 ICU 病房与死神赛跑

重庆援鄂医疗队

从 1 月 26 日星夜驰援起，重庆 1600 多名白衣战士奔赴孝感，与这座城市并肩战"疫"，隔空驰援一切都是为了生命。为了加强统筹协调，让患者得到更好的救治，应孝感方面建议和安排，重庆市沙坪坝区人民医院副院长谷晓琴挂职孝感市第一人民医院党委委员、副院长。经过重庆、孝感两地医护人员携手救治，一个又一个患者解困脱厄。

"这不是一个人的战斗。"谢谢你们的"渝"战"渝"勇！

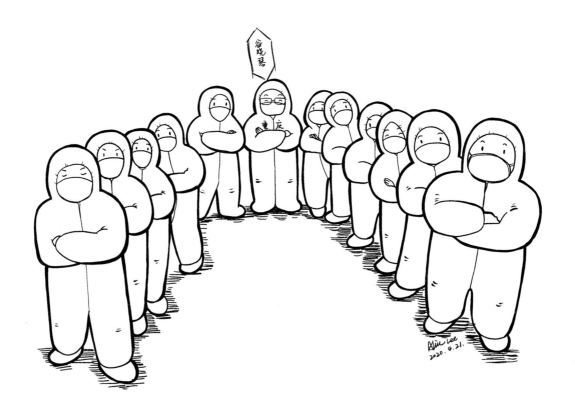

河北援鄂医疗队

这是一个网友发给我的创作素材，河北医疗队队员给自己起了一串"葫芦娃"的名字。大娃李振兴，二娃王艳磊，三娃杨莹莹，四娃季蕊，五娃穆福春，六娃张起昌，七娃肖爽。

五娃穆福春还有一段感人的故事：秦皇岛市第一医院 90 后护士穆福春与女友李宛蓉是一对相恋七年的恋人，两人同在一家医院工作，在疫情发生的时候，穆福春主动请缨，成为驰援武汉的河北第一批医疗队队员。在得知他出征的那一刻，李宛蓉说，原定 2 月 13 日领证的婚期推迟微不足道，任何事情不能成为阻挡参加武汉战"疫"的理由。于是，在 2 月 13 日当天，同事们悄悄给两位年轻人举行了一个小小的隔空结婚告白仪式，通过视频连线，道不尽的爱意与惦念，手捧鲜花的新娘与屏幕里身在武汉的新郎"比心"相依。

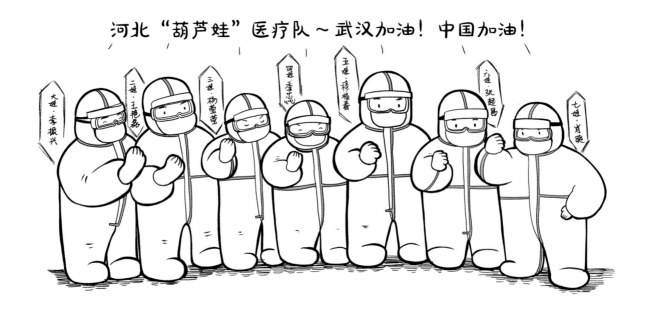

河北"葫芦娃"医疗队～武汉加油！中国加油！

新疆生产建设兵团援鄂医疗队

湖北与新疆生产建设兵团相隔 3500 公里。对湖北省多年以来的大力支持，兵团人深深铭记。当荆楚大地抗疫号角响起，兵团人仅用两小时就组建了以石河子大学医学院第一附属医院为主体的 107 名兵团国家紧急救援队队员。医疗队队员在 2 月 4 日晚上 10：00 从不同地方迅速集结到乌鲁木齐机场，于 2 月 5 日凌晨 3:30 抵达武汉。

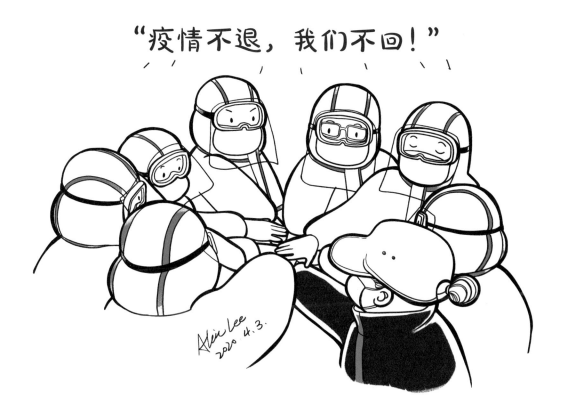

内蒙古援鄂医疗队

这张手绘画记录着内蒙古援鄂医护人员与安徽医护人员一起，在武汉协和医院西院，为一位老人擦脚的瞬间。

老人不幸感染了新冠肺炎重症，几度徘徊于生死之间，在医护人员的抢救下逐渐恢复健康，但生活还不能自理。两名医护人员，一人拿水桶接着水，另一人用纸巾小心翼翼地为老人擦净脚上的污垢。

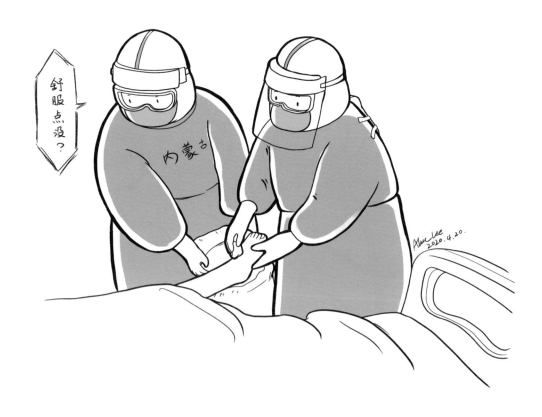

辽宁援鄂医疗队

这是 3 月 1 日，我还在集中隔离点的时候，一个网友发给我的照片，照片上的徐继昌医生，是辽宁支援武汉市雷神山医院的援鄂医疗队队员。

这位网友告诉我，"照片上是我的亲人，希望能帮我画下他的样子，留作纪念，希望能让家里人都看到他平平安安。"他的声音，代表了很大一部分让我感动的人。这也许正是我能够坚持画下全国各地援鄂医疗队的动力之一。我希望能记录下这些难忘的人与事，传递给全中国，更希望能把他们平安的消息传递给关心他们的人。

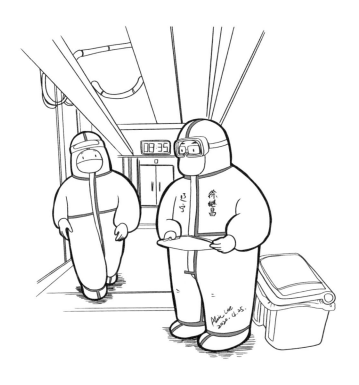

福建援鄂医疗队

这是一个来自福建省武夷山市的姑娘，第十一批援鄂医疗队队员，在武汉金银潭医院工作了 40 天。

她说，本来她 3 月底要结婚的，因为武汉疫情大暴发，她毅然决定报名参加援鄂医疗队，剃了光头，取消了婚礼。

谢谢你，虽然剃了光头，你依然是最美的新娘。

谢谢你们，福建医疗队，有你们，才有了我们的国泰"闽"安！

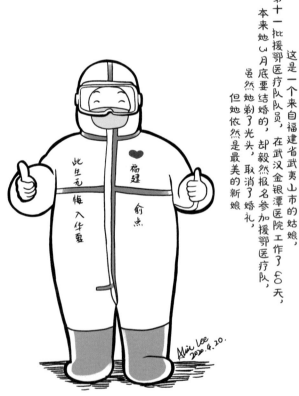

这是一个来自福建省武夷山市的姑娘，第十一批援鄂医疗队队员，在武汉金银潭医院工作了 40 天，本来她 3 月底要结婚的，却毅然报名参加援鄂医疗队，虽然她剃了光头，取消了婚礼，但她依然是最美的新娘

226

云南援鄂医疗队

这幅画的主人公是云南援鄂医疗队队员杨丽萍。她是云南中医药大学第二附属医院第一批援鄂医疗组组长。

在一次媒体采访中，她说，"繁闷的防护服、复杂烦琐的工作使我汗流浃背、口干舌燥，看到患者喝水，只能悄悄地舔舐干涩的唇，纸尿裤成了吸汗装备。为了无缝对接，下班后仍需进行大约一小时的详细交班，此时已全身无力，小腿像灌了铅一样沉重，按流程脱隔离衣、防护服后只能静静地倚靠在墙上大口呼吸。最长的一天，12.5 小时滴水未进。"

这段话，代表的是几万名医护人员每一天艰辛付出的常态。

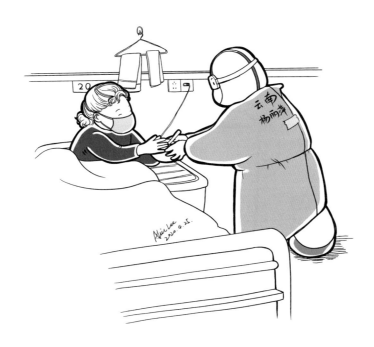

宁夏援鄂医疗队

这又是依据网友发给我的照片画的，照片中是一位宁夏援鄂医疗队队员，
她的名字叫哈思瑶。

发来照片的人没有留下名字和留言。而我被这张照片深深地打动了。她在
胸口写着一条"哈思宇好好学习"，我想，这一定又是一位妈妈。

这次援鄂的医疗队里，有半数以上都是女性，谢谢你们为了帮助我们渡过
难关，离开家乡，离开亲人，离开孩子。谢谢你们，将爱与勇气带向远方！

新疆援鄂医疗队

自 1 月 28 日起，新疆先后派出四批医护人员援助湖北。"护士，你的名字那么长，我该怎么喊你呢？"在武汉市东西湖方舱医院内。每当有患者这样问起，新疆第二批支援湖北医疗队队员巴哈尔古丽·布代西都会对他们说："没关系，叫我小巴或者巴哈尔都可以。"

巴哈尔古丽来自喀什地区第一人民医院神经内科。这两年，在援疆医生的帮助下，科里建起了重症监护病房，巴哈尔古丽也学到了很多专业知识。面对突发的疫情，她说："互相帮助的时候到了。"

"新疆的医护人员特别好！直爽，心好！他们很少休息，不停地巡查。有患者说不舒服，要量体温、送药，他们随时到位。"患者陈玉珍说。

一方有难，八方支援，疆鄂虽然相隔甚远，但距离无法阻隔真情。谢谢你们的同"新"协力，与我们共渡难关！

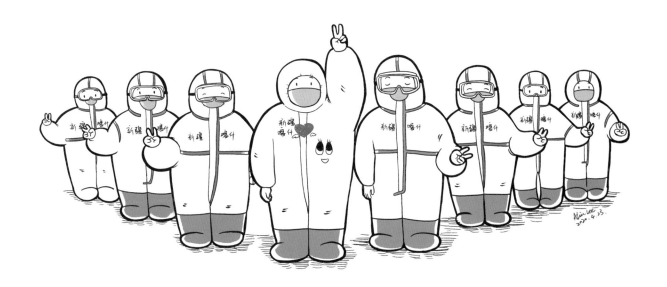

当护佑我的天使们摘下口罩，明媚春光也不如你美

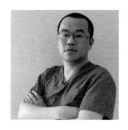

她用自己的心灵和眼睛作画，给予身体力行的医护们莫大的鼓励和支持，让我们充满了力争全胜的热情。

安徽省芜湖市中医医院
熊煜

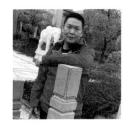

很高兴能在方舱认识你，你的坚强乐观鼓舞着其他病人，也鼓舞着我们医护人员，谢谢您。

安徽省肥东县中医院
刘保华

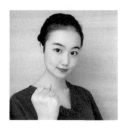

想要重新认识英雄城市——武汉，想要重新认识你——黎婧。

安徽省滁州市第五人民医院
胡慧文

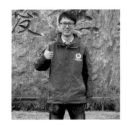

同饮一江水，永续皖鄂情，加油热干面，我们一定赢！希望方舱手绘小姐姐健康快乐，希望抗疫画集能把感恩、感动和爱传递下去。

安徽省界首市人民医院
宋岩

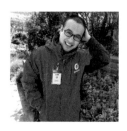

匆匆地出现，急急地走远，一种际遇，一线缘分，别离祝愿，温暖人生。

安徽省凤阳县人民医院
赵宏伟

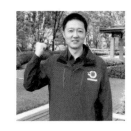

人在旅途，难免会遇到荆棘和坎坷，但风雨过后，一定会有美丽的彩虹，愿你生命的每一天都健康、快乐！

安徽医科大学第一附属医院东区
（肥东县人民医院）张成元

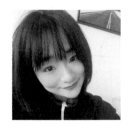

已经不记得第一次见你的情形，首先闯入脑海的是你温柔的脸和声音。始于颜值，陷于才华，忠于人品，久于善良。怎么办呀，就是莫名喜欢你！

安徽省涡阳县人民医院
徐荣

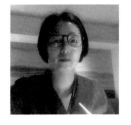

从抗疫到抗癌，能得到这么多人的爱和相伴，我很幸福，我会坚强乐观地面对生活。

安徽省合肥京东方医院
周国红

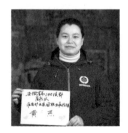

风雨同担，患难与共。守望相助，战胜疫情。明年今日，再游武汉！

淮南市矿业集团职业病防治院
黄燕

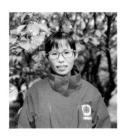

在特殊交织的岁月里我们相识，我会永远珍惜这份友情，轻轻地道一声谢谢，却道不尽心中的万语千言，感谢一路上有你！

淮南市矿业集团职业病防治院
王元梅

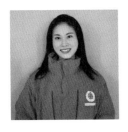

善良，勇敢，优秀，绝不妥协，祝你也祝我。

安徽省亳州市利辛县中医院
陈阳阳

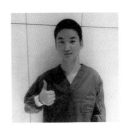

春风再美，也比不过你们的笑！

安徽省凤阳县人民医院
张俊远

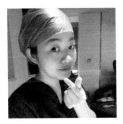

只要心中有阳光，生活就会充满希望。

安徽省明光市人民医院
丰安凤

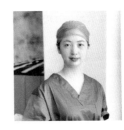

生活难免遭受苦难，雨过天晴终有阳光！

安徽省天长市人民医院
茆生琴

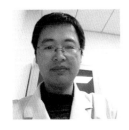

从此，武汉对于我不仅仅是一座城！

安徽省凤阳县人民医院
卢杰

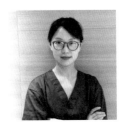

感谢你用另一种方式记录我们那段宝贵的时刻，无悔的选择，一生的记忆。

安徽省天长市人民医院
潘丽娟

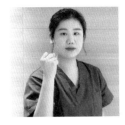

超级马莉，所向无敌！健康所系，不遗余力！

安徽省定远县总医院
马莉

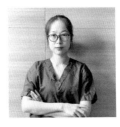

期待美好，美好便会如期而至！

安徽省明光市人民医院
余露

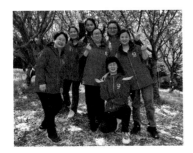

手绘小姐姐，心手相应，用别样的方式记下了"逆行者"可爱的样子，用温暖的方式描绘出"新冠"患者乐观的生活和志愿者积极的身影，感恩遇见，感谢陪伴！

安徽省芜湖市第五人民医院：李贤英　朱蓉　李芮
黄山市第三人民医院：方馨
安徽省芜湖华康医院：汪海燕
安徽省芜湖市海螺医院：倪杨　胡燕归

谢谢你们的鼓励，让我一直坚持画下去

黎婧是不幸的，同时又是幸运的。在疫情中，她是武汉儿女的典型代表，乐观、积极、懂得感恩，不向命运妥协，哪怕再困难，也能看到阳光的一面。她用她的画笔记录下在这 70 多天里发生在荆楚大地上的点点滴滴，让每一个中国人看到祖国的强大、民族的刚毅、国人的团结！

——阿泽

十年以后，有"大白"会拿着你的手绘画告诉孩子，看，这是妈妈。（请留好每个"大白"对应的医护人员的名字，他们代表所有医护人员，但是对于他们，你的手绘也弥足珍贵）

——呼和浩特市消防救援支队

挺严肃的一个事，被你这么一整，患者都不怕了。

——家居设计 @ 陈

我一个老男人都看得笑着哭了。

——Chunk

真想你了，进来看看你，结果我今天第一名。喜欢你画的大白，看着看着就笑了，笑着笑着就哭了。

——芳

等你出书，你画完了，我真的觉得这套防护服不那么吓人了，总觉得大白衣服有距离感，但是你的画笔把他们给温暖了起来。

——寒小冰

最近每天都是眼泪汪汪的，或是悲伤，或是感动，直到看到你的抖音，祝福你，谢谢你在这阴霾的日子里带给大家的欢乐。

——LT

谢谢你，给我们的医护人员大白们留下那么美好的回忆，真的很喜欢你，你给了我们太多的正能量，我们医护人员非常感谢你！

——Lucky girl

虽然画里没有我，但画里也有我，想跟孩子一起分享妈妈做过的事。

——一琴一鹤

从看到你在方舱医院的画作开始，就决定了你是我永远不会取关的那个人。

——一路登峰 123

一片天，一片云，一江水，一座城，一场疫情，一场噩梦，一只小猫，一支画笔，一幅幅画，一个个温馨时刻，感动了你我，这个春天不再冷！

——青山依旧

疫情期间周围都是低气压，让本来就抑郁的我更加心慌，是小姐姐的手绘让我看到了，其实生活还是有阳光的，你画的那些人物，就是阳光，谢谢你！

——辣发发呀

就是在那个特别苦、特别难的时候，第一次看见作为患者的你，还能保持乐观幽默的心态用画笔为大家呈现着那些让人乍看一乐、沉久流泪的画面，谢谢你！

——暮子月

感人至深的画面，总在平凡人的生活中。英雄也是凡人，扛着世界前行。

——把手机洗洗就睡

就像翻看一页页的日记，承载着我们的痛苦、艰难、煎熬、希望、光明，终于我们复苏了，感谢你！

——alexs

疫情虽然凶猛，但是有你一笔一笔地记录着前线的这些点点滴滴，别人恐慌的时候，我们内心却很踏实。

——Blue 岚

用一种新颖的方法记录了这段艰难而又难忘的时光，记录了这些勇敢又可爱的大白们的无私奉献，记录了国家为了人民的身体健康所付出的努力。

——世事明洞皆学问

孩子三岁，你的画是我想给他最有意义的礼物，我想给他买一本，告诉他作为中国人我们有多自豪；再买一本告诉自己，我应该更努力；还买一本告诉我孙子，要有一颗火热的中国心，要懂得传承，懂得感恩。

——某网友

我在等你出版漫画，然后珍藏起来。等以后我有娃了，我会告诉 ta，妈妈曾经经历过这样一件事，但在这样一群人身上看到希望，看到光。不管以后人生遇到什么样的黑暗，我们都能闯过而走向黎明。

——巴啦啦二狗蛋

你留下的不是一幅幅的画，留下的是炎黄子孙团结拼搏的感动，是华夏儿女舍生忘死拯救国家、拯救人民、拯救亲人的无私奉献！

——拉拉爱

小姐姐出版吧，我想留一本收藏，等女儿长大了，告诉她2020 年初发生的事情，告诉她有一群义无反顾的英雄守护了我们的春天。

——天津心梦

希望画册能出版，多年后，对作者来讲，那是一段刻骨铭心的记忆；对全国一线的医护人员和工作者来讲，那是一段人生的历练；对全国人民来讲，那是一段感恩的岁月，而你就是记录者。

——筱风残月

一个偶然的机会看到了你的第一个作品，开始关注。疫情期间每天等待更新就像每天等新闻联播疫情通报一样准时，这不仅是一本画册，更是我们对于 2020 的一份记忆，值得珍藏。

——闲于要翻身

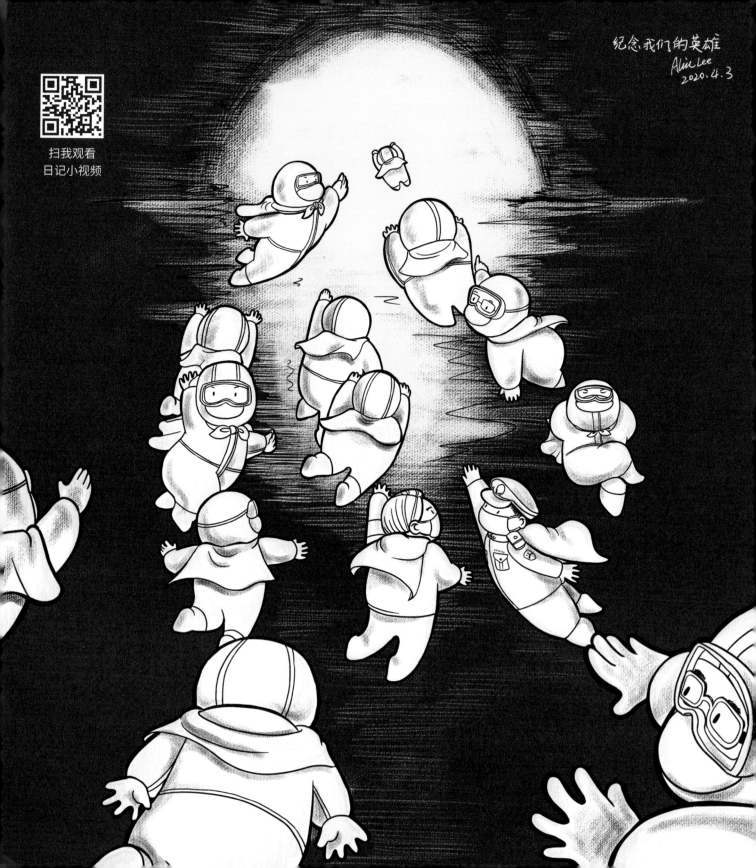

纪念我们的英雄
Alice Lee
2020.4.3

扫我观看
日记小视频

永远缅怀

2020 年清明节前，我画下了这幅画，为了缅
怀在这次抗疫斗争中牺牲的英烈，以及在疫
情中逝去的同胞。
动笔之前，我仔细了解了每一位烈士的故事，
一边画一边哭，这是种忍不住的心疼。
愿天使永远飞翔，继续护佑我的武汉。

——黎婧

图书在版编目（CIP）数据

2020武汉日记：方舱"手绘小姐姐"的抗疫画集 / 黎婧绘著. —北京：中国国际广播出版社，2020.5（2020.6重印）

ISBN 978-7-5078-4681-2

I.① 2⋯ Ⅱ.① 黎⋯ Ⅲ.① 疫情管理－概况－武汉－2020－画册 Ⅳ.① R181.8-64

中国版本图书馆CIP数据核字（2020）第061818号

2020武汉日记：方舱"手绘小姐姐"的抗疫画集

绘 著	黎 婧
责任编辑	梁 媛 李 卉
校 对	张 娜

出版发行	中国国际广播出版社 ［010-83139469 010-83139489（传真）］
社 址	北京市西城区天宁寺前街2号北院A座一层
	邮编：100055
印 刷	北京九天鸿程印刷有限责任公司

开 本	889×1194 1/16
字 数	50千字
印 张	16
版 次	2020 年 5 月 北京第一版
印 次	2020 年 6 月 第二次印刷
定 价	79.00 元